Colección Epígrafe - 8

INTOLERANCIA A LA FRUCTOSA

Combatirla sin déficits con una dieta equilibrada

SONIA GONZÁLEZ BAILÓN

M. PILAR GÓMEZ VILLENA

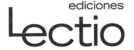

ediciones

Lectio

Primera edición: enero de 2020

© del texto: Sonia González Bailón /
M. Pilar Gómez Villena

© de la edición:
9 Grupo Editorial
Lectio Ediciones
C/ Mallorca, 314, 1º 2ª B • 08037 Barcelona
Tel. 977 60 25 91 – 93 363 08 23
lectio@lectio.es
www.lectio.es

Diseño y composición: 3 x Tres

Impresión: Romanyà Valls, SA

ISBN: 978-84-16918-68-3

DL T 5-2020

AGRADECIMIENTO

La comida que comes puede ser la más poderosa forma de medicina o la forma más lenta de veneno.

Ann Wigmore

A quienes padecen problemas digestivos y han decidido tomar las riendas en búsqueda de una solución para mejorar su salud.

ÍNDICE

LA HISTORIA DE MARTA

Marta vive en Barcelona y acaba de cumplir 33 años. Es periodista y le encanta su trabajo, al que dedica mucho tiempo y esfuerzo. Se considera una persona exigente y con gran compromiso laboral; de hecho, desde bien pequeña ha mostrado siempre mucho respeto por los estudios y por la labor de forjarse una buena carrera profesional.

Conocida en su entorno como alumna ejemplar, a día de hoy es una brillante periodista, amante de su trabajo, al que muestra una dedicación absoluta. No es demasiado coqueta y tampoco se considera una persona muy deportista. Aunque, con la de horas que hecha en la redacción, cualquiera se plantea encontrar tiempo para algo más que no sea trabajar.

A menudo las jornadas son tan absorbentes que Marta decide no parar a mediodía para comer. ¡Incluso en ocasiones ni siquiera se acuerda! Aunque luego le rugen tanto las tripas a media tarde que se ve obligada a detener su trabajo para beber algo rápido (suele caer una cola *light* y así toma un chute de cafeína), que acompaña con un par de barritas de chocolate negro engulléndolas rápidamente de pie frente a la misma máquina de Vending y rematando con un café con leche de máquina "con solo una rayita de azúcar" que se lleva a su mesa para seguir con todo lo pendiente.

En realidad, Marta no tiene para nada sobrepeso; de hecho, antes de que ocurriera la catástrofe digestiva siempre se había considerado una chica sana y normal. Ella sabía perfectamente que la alta carga de trabajo y las obligaciones laborales determinaban sus hábitos de vida, dado que lo importante y lo esencial en ese momento era rendir a tope para finalizar el trabajo a tiempo, no podía priorizar otras cosas.

"Ahora toca sacrificarse, este ritmo laboral es solo algo puntual y acabará terminándose tras la publicación del proyecto en un par de meses."

Y llegó lo inevitable. Todo comenzó a cambiar a solo un mes de finalizar la entrega del trabajo. Si lo analizamos con perspectiva, fue un año algo complicado para ella, con muchos cambios inesperados y situaciones personales a las que tuvo que enfrentarse. Por si fuera poco, la separación de su pareja propició el comienzo de una etapa de cierta inestabilidad emocional que añadió todavía más estrés a su ya agitada vida, desestructurando algunas bases que más o menos mantenían su día a día en orden.

Poco a poco comenzó a sufrir los primeros síntomas digestivos. Por más que se esforzara, se sentía frustrada y triste, y cada vez le resultaba más complicado concentrarse, sentir lucidez mental y ser productiva. Las largas reuniones con clientes se hacían aún más tediosas y difíciles, y a menudo no tenía más remedio que disculparse para acudir rápidamente al baño a liberar los inoportunos gases que hacían que su barriga tuviera el aspecto de la de una embarazada.

La cosa fue empeorando y comenzó a padecer irregularidad intestinal, alternando episodios de estreñimiento y diarrea, con dolores punzantes en el bajo vientre. Su estado de ánimo fue decayendo, se sentía cada vez más agotada físicamente y su mente no rendía ni la mitad de lo que exigía su ritmo habitual. Era una situación insostenible e incontrolable y a menudo se enfadaba consigo misma por ello, así que decidió tomar las riendas de nuevo y mejorar sus comidas para frenar esa insoportable situación de una vez por todas.

¿Y qué creéis que ocurrió? Como buena periodista, se informó y se documentó sobre qué era comer de forma saludable y cómo debía adaptar sus hábitos alimentarios para conseguirlo. Todo apuntaba a que una alimentación rica en verduras, frutas y hortalizas parecía ser la opción más saludable y la más promulgada por los Dietistas-Nutricionistas, así que cortó por lo sano los malos hábitos y comenzó a incrementar el consumo de verduras, frutas, hortalizas y cereales integrales. Pero para su sorpresa, los síntomas no solo no se detuvieron, sino que se agravaron con una velocidad de espanto.

Marta no entendía nada. ¿Cómo era posible que tuviera tanto malestar si estaba comiendo más saludable que nunca? ¿Cómo podía explicarse que le sentara mejor comerse una chocolatina que una pera? Llegó un punto en el que comiera lo que comiera sentía siempre sensación de malestar, punzadas, hinchazón, pesadez y muchísimos gases.

Quizá tú, querido lector, te veas reflejado en el caso de Marta o conozcas a alguien que ha pasado por una situación similar. Al igual que muchas personas, Marta acabó desarrollando una serie de alteraciones digestivas derivadas de unos malos hábitos de vida (mala alimentación, sedentarismo...) y de un estrés agudo y prolongado durante demasiado tiempo.

Es normal que puedas sentir desorientación o desesperanza. Quizá lleves mucho tiempo sabiendo que las cosas no marchan del todo bien a nivel digestivo, y que no es normal que tu cuerpo reaccione repentinamente mal ante una alimentación saludable.

A menudo el diagnóstico no llega de forma ágil e incluso se demora tanto que acaba causando un detrimento de la calidad de vida. Muchos acuden a la consulta bastante perdidos, tristes y con sentimientos de desesperanza.

¡Pero, tranquilo, que queremos darte buenas noticias! ¿Sabías que, en la mayoría de los casos de malabsorción intestinal, se puede revertir el problema y alcanzar de nuevo la normalidad digestiva? Todo dependerá de las características individuales, pero de igual modo nos ayudará a conocer de forma efectiva qué alimentos deberemos evitar para tener una vida dentro de la normalidad.

Así pues, ¡que no cunda el pánico! Una vez diagnóstico en mano, tan solo hay que ponerse manos a la obra con la estrategia adecuada, y los resultados vendrán por sí solos.

En los capítulos que siguen queremos que descubras qué factores clave están alterando tu ritmo normal de vida. Estamos delante de una situación con una sintomatología un tanto confusa, pues a menudo puede coincidir con otras patologías, lo cual dificulta el proceso de diagnóstico, y puede alargar un poco el proceso. Pero queremos demostrarte, con el conocimiento que nos da la evidencia científica actual, que, tras todo este intríngulis, verás la luz al final del camino, proponiéndote una hoja de ruta con la que consigas reparar progresivamente tu intestino y recuperar la estabilidad que mejorará sin dudarlo tu calidad de vida.

Te deseamos una muy feliz lectura.

1. REACCIONES ADVERSAS A LOS ALIMENTOS. CUANDO LO SALUDABLE PUEDE VOLVERSE INSANO

¡Bienvenido, querido lector! Nos complace mucho saber que hemos despertado tu inquietud y curiosidad por querer saber más sobre tu salud y perseguir la búsqueda de respuestas a algunas de tus cuestiones. ¡Te damos nuestra más sincera ENHORABUENA por ello!

El libro que sujetan tus manos lo hemos elaborado dos Dietistas-Nutricionistas españolas, que, desde su conocimiento y experiencia en práctica clínica, hemos querido crear una obra que recogiera los aspectos fundamentales de una intolerancia a la fructosa.

Nuestra meta es y será siempre la de ofrecerte información fiable y veraz sobre aspectos médicos, pruebas clínicas y tratamiento dietético-nutricional adecuados para este tipo de disfunción intestinal, que verás recogida en este libro.

Dado que la cifra de casos de intolerancias alimentarias en nuestra población va en aumento, este libro puede resultar de interés y de gran ayuda para aquellos que busquen respuestas y orientación a su condición clínica. No obstante, queremos expresar que nuestra intención es la de facilitar, orientar e informar, y si estás recibiendo tratamiento médico, te aconsejamos que consultes cualquier cambio en tu alimentación con tu especialista.

PRIMERO EL UNO, LUEGO EL DOS...

Mejor no comenzar la casa por el tejado, ¿no crees? Nos gustaría transmitirte la importancia de disponer primero de un buen diagnóstico médico, con el fin de determinar con precisión qué es lo que está ocurriendo en nuestro cuerpo.

Por ello, antes de buscar cualquier tipo de información, consultar libros o iniciar cambios en tu patrón de alimentación, debemos asegurar cuál es el origen del problema. Quizá pienses que es algo obvio y cronológicamente lógico, pero la realidad es que muchas de las personas que sufren molestias digestivas acuden a la consulta del Dietista-Nutricionista sin poseer todavía un diagnóstico concreto.

¿Por qué ese diagnóstico a veces se eterniza demasiado? La gran pregunta...

Pueden ser varios factores los que influyan. A veces somos nosotros mismos los que asumimos esta nueva condición como normal y vamos restándole importancia (hasta que la cosa se pone peor...), o incluso procrastinamos decisiones sobre nuestra salud (ya llamaré mañana para coger cita...).

El panorama en cuanto a salud pública que tenemos en España resulta un poco desalentador. El paciente no siempre dispone de una atención especializada rápida y en muchos casos ni siquiera tiene oportunidad de tenerla. Aunque existen grandes profesionales de la salud que pueden dar algo de luz a este problema (médicos de cabecera, digestólogos, enfermeros, alergólogos...), en algunas ocasiones las condiciones laborales de su entorno dificultan aún más el proceso de diagnóstico y se va alargando más y más. Las interminables listas de espera con el especialista, la dificultad para realizar las pruebas diagnósticas en la Seguridad Social o la ausencia de la figura del Dietista-Nutricionista en atención primaria, son algunos de los factores que crean esta situación desmoralizante.

Para este trabajo, hemos hablado con algunos especialistas a nivel nacional, con el fin de conocer más de cerca la realidad con la que se encuentran diariamente muchos pacientes. Gastroenterólogos de referencia en el campo de los trastornos funcionales digestivos sugieren que en los últimos años se están incrementando las consultas por este tipo de alteraciones, a menudo infradiagnosticadas por la inespecificidad de los síntomas (similares a los que aparecen en personas con Síndrome de Intestino Irritable, como gases y distensión abdominal, así como diarrea y estreñimiento), lo cual dificulta el diagnóstico y, por tanto, el establecimiento del tratamiento adecuado para el alivio de los síntomas. Tras la sospecha y la confirmación del diagnóstico mediante pruebas validadas (aun con sus sesgos), coinciden en la necesidad de la figura de un Dietista-Nutricionista especializado dentro del equipo interdisciplinar para conseguir el éxito en el manejo de estos pacientes, pues es bien conocido que el tratamiento dietético adecuado es clave para conseguir minimizar la sintomatología y mejorar la calidad de vida de estos. Un ejemplo más de cómo invertir en nutricionistas mejoraría la calidad de la asistencia sanitaria, el bienestar de médicos y otros profesionales y, por supuesto, pacientes, al verse atendidos como merecen.

En nuestra práctica clínica, los Dietistas-Nutricionistas frecuentemente nos topamos con casos muy similares. Es muy habitual que la persona afectada acuda a nuestra consulta con algunas estrategias ya probadas, aunque a veces sin un rumbo claro. Los hay que han probado a restringir algún alimento, han limitado grupos enteros e incluso los que optan por el ayuno como medida para no sentir molestias. Sí, como lo oyes. Los límites de la frustración son infinitos. Sea como sea, en muchos casos ya han pasado por un proceso que les ha conllevado un esfuerzo y sacrificio, sin obtener mejora alguna ni solución a su problema.

Cuando se trata de nuestra salud y sobre todo si nos ocurre algo que impide que podamos comer con normalidad, nuestra calidad de vida se ve deteriorada y podemos caer en la tentación de buscar soluciones precipitadas. Además, el propio entorno intestinal deteriorado y el grado de restricción alimentaria aumentan considerablemente las probabilidades de sufrir déficits o carencias nutricionales importantes, que poco nos ayudan.

¿Demasiado intoxicados por el exceso de información? Posiblemente ya te habrás dado cuenta de que, si nos ponemos a buscar, fácilmente encontraremos una enorme cantidad de información a nuestro alcance que pretende dar posibles soluciones a un problema digestivo cada vez más común. Textos y textos que nos explican qué hacer o intentan describir una causa plausible al problema que tenemos, ya sea en artículos de Internet, foros de opinión, grupos cerrados de redes sociales, libros o televisión. Incluso nuestro cuñado o la vecina del tercero nos ofrecerán una solución personal a nuestro problema si les consultamos. ¿No nos crees? Prueba y verás.

¿Dónde se puede consultar entonces?

Si te encuentras frente a una sopa de información variopinta, algo confusa y nada clarificadora, haz un *reset*. Lo mejor que puedes hacer es consultar a un profesional que te indique cuáles son las fuentes fiables y seguras (¡cuidado!, Internet frecuentemente no lo es). Por ejemplo, si te interesa, podrías comenzar visitando portales de asociaciones o sociedades médicas oficiales o consultar páginas web que dispongan de sello de calidad (más información sobre esto en www. portal.guiasalud.es). Por supuesto, en caso de sospecha, el primer paso debería ser el de solicitar cita con un médico especialista que nos facilite un diagnóstico "como Dios manda" y llevar a cabo una estrategia dietética adecuada con la ayuda y el asesoramiento de un Dietista-Nutricionista.

Y ahora sí. Tras esta breve introducción aclaratoria, damos comienzo a mostrarte el abanico de posibilidades que pueden dar explicación a diferentes tipos de molestias digestivas. ¿Sabías que un simple dolor de tripa puede estar causado por causas muy distintas?

¿Se trata de una intolerancia? ¿Es un problema de malabsorción a una sustancia en concreto o posiblemente a varias? ¿Existe la posibilidad de que se trate del Síndrome de Intestino Irritable (SII) o de un SIBO? ¿Puede ser una alergia alimentaria?

Gracias a nuestro sistema inmunitario, el cuerpo posee la capacidad de reaccionar ante un peligro, sea una sustancia extraña, un alérgeno o una infección. Cuando hablamos de una reacción alimentaria adversa, nos referimos a una respuesta anómala o diferente de la que se considera normal, que aparece tras la ingesta de una sustancia concreta contenida en el alimento.

Según la respuesta que se desencadene en nuestro cuerpo, podemos diferenciar distintos tipos de reacciones adversas. Démosle un rápido repaso a las más comunes:

* *Infección o toxiinfección alimentaria*

  Es la respuesta generada por nuestro organismo ante la ingesta de un microorganismo patógeno o dañino, como pueden ser algunas bacterias (*Salmonella*, *E. coli*, *Clostridium*…), hongos, levaduras, virus (virus de la hepatitis A, Norwalk…) o parásitos (tenia, anisakis, toxoplasma *gondii*…).

  Es importante ser consciente de si nuestros síntomas ocurren de forma más o menos habitual o se trata solo de un caso puntual de malestar digestivo. Por ejemplo, si hemos compartido una mariscada con amigos y varios de ellos acaban con diarreas o vómitos a las pocas horas después, probablemente se trate de una toxiinfección alimentaria. La falta de higiene alimentaria durante la manipulación de alimentos suele ser la principal causa de contaminación con microorganismos. Los síntomas pueden aparecer algunos días después debido al previo período de incubación, y se suelen tratar con antibióticos y otros fármacos específicos que ayudan a eliminar dicho organismo de nuestro cuerpo.

- *Reacción tóxica o intoxicación alimentaria*

Son las reacciones producidas por la ingesta de sustancias químicas en dosis suficientes como para producir efectos tóxicos en nuestro organismo. Según la naturaleza de esta sustancia, podemos diferenciar:

 - Toxinas propias: por ejemplo, las toxinas que se encuentran de forma natural en el alimento, como el caso de algunas setas venenosas (*Amanita phalloides* o *Amanita muscaria*), del plato japonés *fugu,* a base de carne de pez globo (contiene una neurotoxina) o de las bayas de saúco (ácido cianhídrico).

 - Toxinas producidas por seres vivos: por ejemplo, la toxina botulínica producida por la bacteria *Clostridium botulinum* o las aflatoxinas, que producen ciertos tipos de hongos.

 - Tóxicos de origen químico: es el caso de sustancias químicas como la lejía, desinfectantes, detergentes, dioxinas, metales pesados (mercurio, arsénico…) o similares. También entran dentro de este mismo grupo los compuestos químicos que pueden formarse durante el propio procesado o cocinado del alimento (por ejemplo, la acrilamida en las frituras o los hidrocarburos aromáticos policíclicos propios de las barbacoas), o que son cedidos por envase que contiene el alimento (bisfenol A).

¿Comemos tóxicos? Por supuesto. A diario. Todo lo que comemos tiene contacto, en mayor o menor medida, con nuestro medioambiente, por lo que todos los alimentos que consumimos pueden estar acompañados por tóxicos o contaminantes del medio. Pero no hay que alarmarse dado que, tanto en España como a nivel europeo, disponemos de una firme normativa en materia de seguridad alimentaria que exige la realización de determinados controles por parte de la industria alimentaria con el fin de garantizar que la probabilidad de ingesta de este tipo de tóxicos sea mínima.

- *Reacción no tóxica*
- Mediadas por el sistema inmunitario (hipersensibilidad): alergia alimentaria.

- ◆ Mediada por IgE (por ejemplo, la alergia a los frutos secos).

- ◆ No mediada por IgE (por ejemplo, la enfermedad celíaca o la alergia a la proteína de leche de vaca [PLV]).

- No mediadas por el sistema inmunitario: intolerancia alimentaria.

  - ◆ Por mecanismos enzimáticos: intolerancia a la lactosa, sorbitol, sacarosa, fructosa...

  - ◆ Por mecanismos metabólicos: debida a una acción del alimento sobre el metabolismo, generalmente por un error innato del metabolismo (fenilcetonuria o galactosemia).

  - ◆ Por mecanismos farmacológicos: intolerancia a la histamina o a la tiramina.

  - ◆ Por mecanismos indeterminados o que no están del todo claros: intolerancia a ciertos aditivos alimentarios (sulfitos, benzoatos, glutamato monosódico...).

El caso de la histamina

Hemos decidido tratar la histamina aparte, dado que puede estar involucrada en distintos escenarios. Por un lado, sabemos que existe la intolerancia a la histamina, que es una condición en la que la persona carece de la enzima necesaria para metabolizarla (o la que posee presenta baja actividad) y por ello se desencadenan los síntomas. Aunque puede tratarse de una situación temporal, hay casos en los que se trata de una alteración permanente por padecer déficit de DAO (diaminooxidasa). En estos casos, es recomendable evitar todos aquellos alimentos que contienen aminas biógenas de forma natural o que pueden producir un aumento de histamina en nuestro cuerpo. Por ejemplo, algunos de esos alimentos son los fermentados (bebidas alcohólicas como el vino, los quesos...), el chocolate, el café, los lácteos de vaca, etc.

Por otro lado, sabemos que la histamina puede generarse como consecuencia de un proceso de degradación o putrefacción. Por ejemplo, es lo que suele ocurrir cuando un pescado no es fresco y se encuentra ya en proceso de descomposición. Sus niveles de histamina serán cada vez mayores y, aunque sea cocinado, puede generar una reacción de intoxicación alimentaria aguda incluso en personas sanas, dado que la histamina puede actuar como potente toxina.

Si te interesa este tema en concreto, te recomendamos visitar la web de www.adrianaduelo.com, llevada a cabo por un equipo de Dietistas-Nutricionistas especialistas en déficit de DAO referentes a nivel nacional.

ALERGIA ALIMENTARIA

Es importante que sepamos diferenciar entre alergia e intolerancia alimentaria. Por ejemplo, uno puede ser intolerante a la lactosa, pero no se es alérgico a la lactosa.

De forma nativa, las personas sanas presentan buena tolerancia a todas las sustancias naturales de los alimentos. Por ejemplo, si nos comemos un cacahuete, nuestro cuerpo lo digerirá y absorberá sus nutrientes sin problema alguno. Cuando se sufre una alergia alimentaria, nuestro sistema inmune responde de forma distinta, activando una serie de reacciones de defensa y ataque para luchar contra esa sustancia en concreto. Es como si este anduviese algo despistadillo y pusiera en marcha todo su ejército para combatir a una sustancia que *a priori* no debería considerarse como dañina.

Estas sustancias de los alimentos contra las que reacciona (los alérgenos) son mayoritariamente proteínas, y reciben el nombre de antígenos alimentarios ¿Y cuáles son las estrategias de ataque de nuestro cuerpo? En primer lugar, genera unos anticuerpos específicos, llamados inmunoglobulinas E (IgE), que son capaces de unirse a estas proteínas enemigas e inactivarlas. Para que nos entendamos, es como si el cuerpo fabricara policías perfectamente entrenados para atrapar y esposar a esos delincuentes en concreto.

Y no lo hace de forma sutil, no. Nuestro sistema inmune pone toda su carne en el asador y se desencadenan otra serie de reacciones entre las que destaca la liberación de histamina (una sustancia antiinflamatoria y vasodilatadora). Dado que la histamina se segrega en distintos tejidos y órganos, además de en la sangre, provoca síntomas característicos a diferentes niveles en nuestro organismo.

¡Ay! ¡Qué sería de nosotros sin estos valientes policías atrapa-malhechores!

La piel, el aparato digestivo y el respiratorio son los órganos más comúnmente afectados, pues son las zonas de mayor contacto. Puede aparecer enrojecimiento, picor e hinchazón en labios, ojos o lengua, dolor abdominal, náuseas, vómitos, diarrea, rinitis, conjuntivitis, asma o broncoespasmo. En el peor y más calamitoso de los casos, llegamos a la reacción alérgica más grave: el shock anafiláctico. Se caracteriza por una afectación multisistémica (dos o más órganos involucrados), que puede poner en peligro la vida de la persona, pudiendo llegar a provocar el bloqueo de las vías respiratorias y el paro cardíaco. Requiere una actuación médica rápida (por ejemplo, inyección de adrenalina intramuscular).

Los síntomas de una alergia pueden aparecer desde los pocos minutos, hasta dos horas después de haber ingerido el alimento. Incluso a veces ocurre que desarrollamos los síntomas de forma tardía, y no aparecen cuando probamos el alimento por primera vez, sino en las siguientes ocasiones en las que nos ponemos en contacto.

¿Qué debemos hacer si se sospecha de reacción alérgica alimentaria? El primer paso es acudir al especialista para que realice un estudio y establezca una relación causal entre el alimento y los síntomas. El alergólogo solicitará pruebas cutáneas (*prick test*) y la determinación en sangre de los niveles de IgE e IgE específica para el o los alimentos en sospecha. Por ejemplo, un resultado positivo de IgE específica para el huevo suele confirmar el diagnóstico de alergia al huevo. También pueden ser necesarias las pruebas cutáneas o las pruebas de provocación oral bajo control médico, si no se encuentran asociaciones entre los resultados de las pruebas y la historia clínica.

Por otra parte, que seamos o no alérgicos depende también de otros factores como la edad, la herencia genética, el estado de nuestra barrera intestinal (alteración de la permeabilidad que puede estar provocada a su vez por otras afecciones), el tipo, la cantidad o la presentación del alimento. Incluso sabemos que ciertos factores ambientales y algunas costumbres alimentarias determinadas por la zona geográfica pueden influir.

En este sentido, en Estados Unidos, cacahuetes y soja son los alimentos que con mayor frecuencia causan reacciones de hipersensibilidad. Sin embargo, según datos de la Asociación Española de Personas con Alergia a Alimentos y Látex (AEPNAA) en España son las frutas, frutos secos, marisco y pescado en adultos; y huevo, leche, frutos secos, pescado y marisco en niños, siendo la alergia a la proteína de la leche de vaca la más habitual durante el primer año de vida.

No todas las alergias son iguales y en algunos casos desaparecen a medida que el niño crece. Por ejemplo, la sensibilidad a la leche y al huevo suele desaparecer progresivamente, y alrededor de un 80% de los niños con alergia al huevo en el primer año dejan de serlo cuando llegan a los 10. Otros como la alergia a los frutos secos y crustáceos puede prolongarse hasta la edad adulta. Según la última declaración de la Academia Europea de Alergia e Inmunología Clínica (EAACI), la prevalencia actual de alergia alimentaria está entorno a un 4-8% en los menores de 14 años.

La reacción de alergia cruzada también puede ser común, y ocurre cuando se tiene mayor grado de sensibilidad a otras sustancias que se asemejan mucho con el alérgeno principal. Por ejemplo, algunas personas alérgicas a los frutos secos pueden sufrir reacciones alérgicas también a algunos pólenes, así como también se ha visto una fuerte asociación de reacción cruzada con las castañas, plátanos, aguacates y el látex.

No existe ningún tratamiento que haga que una alergia alimentaria se cure por sí misma, sino que se controlan sus síntomas evitando los alimentos que provocan la reacción. En casa esto suele resultar más fácil, si entrenamos bien nuestra habilidad para leer e interpretar las etiquetas de los alimentos que compramos y evitamos la contaminación por contacto a la hora de cocinar y almacenarlos.

Pero aun así, es cierto que esta situación provoca inseguridad y cierto malestar, sobre todo en los casos de alergias graves en los que hay mayor riesgo. El propio alérgico y los padres y los familiares a menudo sienten una sensación de desamparo, incomprensión o marginación por ser diferentes al resto. Aunque son casos de gravedad distinta, es lo mismo que puede ocurrirle a un intolerante y lamentablemente puede afectar marcadamente en nuestro entorno social, familiar, personal o laboral. Esa preocupación constante por vivir en continua vigilancia es la que más limita sobre todo fuera de casa, donde nos volvemos más vulnerables al tener menos control de lo que nos llevamos a la boca.

¿Estamos debidamente informados? Los alérgicos sí, los intolerantes no tanto.

Gracias al Reglamento (UE) núm. 1169/2011 del Parlamento Europeo y del Consejo de 25 de octubre de 2011 sobre la información alimentaria facilitada al consumidor, todos los productos alimentarios que se adquieran envasados deberán disponer obligatoriamente de una etiqueta en la que figure la información relativa a los ingredientes, la composición nutricional y alérgenos, entre otros.

Esta normativa obliga a declarar la información de forma clara y sencilla, de tal modo que los ingredientes alergénicos sean fáciles de identificar (por ejemplo, con el uso de texto en negrita o mayúsculas). Existen 14 sustancias alergénicas de declaración obligatoria que son las siguientes: huevo, lácteos, crustáceos, marisco, pescado, altramuces, sulfitos, trigo, apio, frutos de cáscara, cacahuetes, soja, sésamo y mostaza.

Por otro lado, gracias al Real Decreto 126/2015, de 27 de febrero, por el que se aprueba la norma general relativa a la información alimentaria de los alimentos que se presenten sin envasar para la venta al consumidor final y a las colectividades, de los envasados en los lugares de venta a petición del comprador, y de los envasados por los titulares del comercio al por menor, se debe informar de forma obligatoria de la presencia de esos 14 alérgenos en todos los productos alimentarios que compramos a granel o sin envasar, así como en todos y cada uno de los platos que ofrezca un restaurante (seguro que habrás visto alguna carta en la que los platos presentan distintos iconos o símbolos de los alérgenos).

El lado amargo es que ambas normativas protegen al alérgico, pero no al intolerante, puesto que a día de hoy la legislación vigente no obliga a declarar sustancias como la fructosa o el sorbitol del modo en que sí lo hace para los 14 alérgenos. Si bien es cierto que la legislación indica que se deben declarar todos los ingredientes de un producto en el etiquetaje (no puede faltar absolutamente ninguno), la fructosa o el sorbitol no tienen por qué mencionarse de forma especial, por lo que no quedan debidamente destacados y pueden pasar desapercibidos.

La intolerancia alimentaria

Cuando una persona sufre una intolerancia alimentaria, las vías por las que se desencadenan los síntomas son distintas a las que ocurren en una alergia. En una intolerancia alimentaria no está implicado el sistema inmune y normalmente se debe a uno o más defectos hallados en nuestro sistema digestivo (nuestra máquina de procesar, digerir y absorber nutrientes).

No todas las intolerancias tienen el mismo origen o causas. Por ejemplo, la intolerancia a la lactosa es una de las más comunes y, según la Sociedad Española de Patología Digestiva, afecta ya a entre un 20-40% de los españoles. Esta suele deberse a un mal funcionamiento o a una carencia total o parcial de la enzima digestiva lactasa, necesaria para metabolizar la lactosa. La actividad de dicha enzima suele disminuir de forma natural tras la infancia y se estima que hasta un 70% de los adultos a nivel mundial son intolerantes a la lactosa. Las enzimas digestivas actúan como tijeras y nos ayudan a descomponer sustancias concretas de los alimentos. Suelen estar localizadas en la pared del intestino delgado, aunque también las encontramos en nuestros jugos pancreáticos e incluso en la saliva.

La intolerancia al sorbitol o a la fructosa suele ser causada por un fallo funcional de nuestras células intestinales que carecen del transportador adecuado para ser asimiladas como nutrientes.

Las intolerancias más comunes son a azúcares (lactosa, fructosa, sacarosa…), a proteínas como el gluten (no confundirla con la enfermedad celíaca), y otras de tipo farmacológico en las que intervienen aminas como la histamina (diferente a la que se libera en nuestro cuerpo en una reacción alérgica).

Por lo general, los síntomas que se desencadenan en una intolerancia son de tipo digestivo, como dolor e hinchazón abdominal, náuseas, vómitos, diarrea… Pero, ¡ojo!, también pueden aparecer síntomas a otros niveles como piel atópica, rinitis o migraña. En ocasiones, los síntomas son muy parecidos a los de una alergia, aunque suelen ser más leves y normalmente no conllevan riesgos mayores, que no por ello menos importantes.

Por supuesto no podemos olvidar la variabilidad individual, que cada persona es un mundo y tiene alrededor un entorno distinto, por lo que los diversos factores asociados pueden dar lugar a diferentes grados de intolerancia. Volvemos a insistir en que resulta esencial que un profesional de la salud (un médico especializado en enfermedades digestivas) realice una valoración exhaustiva para obtener un diagnóstico y tratamiento apropiados que busquen reestablecer la normal función intestinal, el bienestar y la nutrición adecuada. De forma ideal, y rompiendo una lanza a nuestro favor, el seguimiento de la dieta debería realizarse junto a un Dietista-Nutricionista que valore la adecuación de la alimentación en cada caso.

Diagnóstico válido de intolerancia alimentaria

El método de diagnóstico de intolerancia alimentaria más aceptado es el test de hidrógeno espirado o test del aliento, en el que se valora la respuesta real a la ingesta de un azúcar o azúcar alcohol, mediante el estudio de los gases emitidos a través del aliento. Es la prueba más utilizada y la más fiable aunque, como en cualquier prueba médica, existen limitaciones y se debe seguir el protocolo de forma correcta. Hablamos más a fondo de ello en el capítulo 3.

De todas formas, hemos creído importante hacer referencia a ciertos tipos de *tests* que se han extendido ampliamente en los últimos años, ofrecidos por parte de algunos laboratorios privados, herbolarios, centros terapéuticos, parafarmacias o farmacias, que se comercializan con el propósito de identificar intolerancias alimentarias.

Hay muchos en el mercado y con nombres distintos como, por ejemplo, el Test A200, Test Fis, Novo by Immogenics, Yorktest Food Intolerance, ImuPro300 y el Test Alcat, el más conocido. Incluso puedes hacerlos tú mismo en casa con el test HemoCode o el Food Detective.

Si hemos llegado demasiado tarde y ya te has realizado alguno de ese estilo con un propósito de diagnóstico, sentimos decirte que has malgastado tiempo y dinero. Si estás pensando en realizar alguno, eres libre de ello, no seremos nosotras las que decidamos por ti. Pero sí debes saber que no tienen ninguna validez científica como herramienta de diagnóstico de una intolerancia alimentaria y por ello no es correcto basar ningún tipo de tratamiento dietético o farmacológico en función de lo que digan esos resultados.

No se trata de nuestra opinión personal, sino que varias sociedades científicas lo confirman y avalan, como la Academia Europea de Alergia e Inmunología Clínica en su documento de consenso de 2008, la Asociación Española de Dietistas-Nutricionistas (GREP-AEDN) en su Declaración de Postura del Grupo de Revisión, Estudio y Posicionamiento de la realizada en 2010, la Sociedad Española de Patología Digestiva (SEPD) e incluso se publicó un artículo al respecto en la *Journal of the American Medical Association* (JAMA), en 2014.

Cerramos con lo que nos ocupa la obra este primer capítulo para hablaros con más detenimiento en las próximas páginas. Sigue atento avanzando en tu lectura, porque lo más interesante está por llegar…

2. LOS AZÚCARES

¿Recuerdas aquello de que "con un poco de azúcar es la píldora, que os dan"? ¿"La píldora que os dan pasará mejor..."? ¡Película inolvidable! Y aunque hayan pasado varios años, el azúcar sigue estando muy presente en nuestro entorno. ¡Hasta en la sopa! Y no lo decimos por decir, no...

Ya desde el nacimiento, los seres humanos estamos predispuestos a tener cierta preferencia por el dulce. Y tiene una explicación lógica y natural. La leche materna es rica en lactosa, que le confiere ese suave sabor dulce. Este debe ser el alimento exclusivo al menos durante los primeros seis meses de vida. Durante esta, además de favorecer el vínculo madre-hijo con los beneficios emocionales que ello conlleva, aporta la energía necesaria para el correcto crecimiento y el desarrollo. De esta forma, la naturaleza asegura que el recién nacido prefiera la leche de su madre a cualquier otro alimento y se garantice así la supervivencia del pequeño.

La alimentación de nuestra madre y sobre todo la educación alimentaria que reciba el niño durante los primeros años de vida afectarán, y mucho, a la relación que este pueda desarrollar en la edad adulta con esta sustancia.

Y no hace tanto que vivimos en esta sociedad cada vez más adicta al azúcar. Quizá un par de generaciones son las que delimitan ese cambio social en cuanto a la dependencia y adicción al azúcar o productos azucarados. Si nos remontamos a nuestros orígenes paleolíticos de hace unos 2,6 millones de años, después de la leche materna las principales fuentes dietéticas azucaradas fueron las frutas de aquel entonces. Y si teníamos suerte en el camino, incluso podríamos deleitarnos con un panal de rica miel.

Hoy en día se conocen más de 300 variedades distintas de miel, y gracias al desarrollo de la apicultura su consumo se ha ido extendiendo de forma asombrosa hasta la actualidad. Cabe decir que la miel puede contener hasta un 44% de fructosa y un 40% de glucosa, por lo que, a pesar de la tendencia actual en pensar de utilizarla como alternativa al azúcar común por supuestas propiedades beneficiosas para la salud, sigue siendo azúcar casi en su totalidad.

A pesar de que es un alimento naturalmente delicioso, es un recurso valioso y escaso, por lo que resulta inviable utilizarla como fuente endulzante principal capaz de abarcar la alta demanda mundial. Y aunque al principio la caña de azúcar no era abundante ni barata, y la miel se utilizaba con más frecuencia, poco a poco la primera fue ganando terreno a la segunda.

De hecho, desde que se descubrió el poder de las plantas para la obtención de jugos de azúcar, numerosos vegetales como remolacha, palmeras, arces, plantas de agave y tallos de maíz han ido conquistando las primeras posiciones.

La caña de azúcar ya era conocida por algunas civilizaciones, pero las primeras referencias conocidas del uso de esta planta para fabricar azúcar común proceden de Persia, allá por el año 627. Históricamente las dos plantas a las que se ha recurrido como materia prima para su obtención son la remolacha azucarera y la caña de azúcar. Pero ninguna ha sido tan generosa como esta última.

Existen diferentes especies de caña de azúcar y con distinta procedencia, aunque podemos establecer sus orígenes botánicos en Nueva Guinea (*Saccharum officinarum* y *Saccharum edule*) y en la India *(Saccharum barberi)*. Contiene un sorprendente porcentaje de sacarosa en su matriz (aproximadamente del 15%), de la que se puede extraer azúcar crudo sin refinar mediante una simple ebullición, de la cual obtenemos una primera masa más o menos sólida y oscura de cristales dulces (panela).

A medida que fueron mejorando las técnicas de cultivo, extracción, pulido y refinado, comenzaron a producirse azúcares más puros, a los que se les había eliminado el recubrimiento oscuro, surgiendo así los primeros azúcares blancos refinados.

Y desde entonces hasta el día de hoy. Episodios legendarios de conquistas, y otros tantos acontecimientos históricos, favorecieron el desarrollo de la industria azucarera allá en el siglo xix a partir de la remolacha y posteriormente de la caña de azúcar, con la invención de máquinas especiales que automatizaban el proceso de manipulación y procesado, permitiendo crear infinidad de dulces baratos.

Y SI NO PUEDO TOMAR AZÚCAR, ¿DE DÓNDE SACARÉ LA VITALIDAD POR LAS MAÑANAS?

Ciertamente, la forma en la que el azúcar afecta a nuestra salud es un tema extenso del que derivan muchas cuestiones interesantes, aunque si dedicáramos lo merecido a cada una de ellas, probablemente hubiéramos necesitado publicar varios tomos más. Seremos prácticas, prometemos contarte solo lo que necesitas saber.

El uso y los efectos del azúcar genera mucha controversia y no en vano. Los mensajes emitidos por la industria alimentaria son poderosos y convincentes, y persuaden más fácilmente de lo que a muchos Dietistas-Nutricionistas nos agrada observar.

Según esa caja tonta emisora de luz que tenemos casi todos en nuestro salón, muchos de los productos con alto contenido en azúcar traen consigo mensajes en los que hay palabras como "energía", "vitalidad" e incluso "óptimo rendimiento infantil". Y a su vez, a algunos de los productos con alto contenido en azúcar, se les añaden otros componentes (hierro, vitaminas, fibra...) para llamar la atención, enmascarar una composición nutricional insana y potenciar ese falso mensaje de salud.

Pero, ¿qué hay de cierto en eso de que nuestro cerebro necesita azúcar para funcionar? Podríamos decir que es una verdad a medias. Los nutricionistas entendemos que exista cierta confusión al respecto, pero te aseguramos que el azúcar libre o añadido es totalmente prescindible y no ofrece ninguna ventaja fisiológica. Ni nuestro cerebro ni el de los niños necesitan ningún producto azucarado para obtener energía o rendir adecuadamente. Lo que necesita el cerebro se denomina glucosa, que, aun siendo un tipo de azúcar, el cuerpo humano dispone de suficientes recursos para su sobrado suministro. De hecho, el organismo obtiene glucosa de muchos alimentos, como el arroz, el pan integral, la quinoa, la fruta o las hortalizas, e incluso en caso de no comer ninguno de ellos, posee mecanismos que le permiten fabricarlo y administrarlo, autoabasteciéndose en función de las necesidades.

La realidad es que disponemos de suficiente literatura científica que confirma inequívocamente que el consumo de azúcar no aporta ningún tipo de beneficio para nadie. Se sea o no intolerante, la verdadera realidad sobre el azúcar es que cuanto menos, mejor. Y si estás pensando en que es mucho mejor utilizar sustancias edulcorantes para sustituirlo, lamentamos decirte que tampoco es una mejor decisión. Deberíamos reaprender a percibir el sabor real de los alimentos, reconocer el dulce natural y dejar de necesitar endulzar los alimentos para que resulten agradables a nuestro paladar. ¿Eres de los que dicen ser un *coffeelover* pero no logras tomar el café sin azúcar? Quizá lo que te agrada es el azúcar, no el sabor real del café...

Con ello queremos decir que el camino más acertado es el de volver al origen, reeducar el paladar de forma progresiva y minimizar la necesidad de añadir endulzantes para enmascarar o potenciar los sabores. Pruébalo. Una vez te has "desintoxicado", si vuelves a probar el dulce no suele resultar tan agradable como recordabas.

Aunque sabemos que no es nada sencillo. El compañero que trae bollería por su cumpleaños a la oficina, el *cruasancito* que te ponen con el café de cada mañana, las magdalenas que ha hecho tu abuela para ti... ¡No se puede decir que no! ¿O sí? Vivimos rodeados de estímulos dulces, en un entorno en el que el consumo de azúcar se ha normalizado en exceso y en el que encontrar un producto libre de azúcar es lo realmente complicado. Pero todo es cuestión de actitud, ¿no crees? Que no te preocupe el largo plazo, comienza con un primer paso y, aunque sea de forma progresiva, ve eliminando ese hábito tomando pequeñas decisiones a diario. La suma de estas pequeñas decisiones es la que hará posible que consigas esa gran meta.

Pero en España no es para tanto... ¿o sí?

Pues lo cierto es que el consumo actual per cápita de azúcar en España se encuentra en sus cifras máximas. La Agencia Española de Seguridad Alimentaria y Nutrición (AESAN) publicó en 2011 un informe en el que se incluyen criterios que pretenden incentivar la reducción del contenido de ingredientes como la sal o el azúcar, presentes en los productos procesados, con el fin de mejorar la salud pública. En este se muestran datos del reciente estudio ENRICA que indican que el total de azúcares ingerido por un español es de 111,2 gramos al día. Esto representa el 18,2% del aporte calórico, y es superior a la ingesta media recomendada (<10% de la energía) por la OMS *(Nishida y Martínez, 2007)*. Es como si cada uno de nosotros consumiera alrededor de 16 sobrecitos de azúcar al día. Alarmante, ¿no crees?

Tal como se indica en dicho informe, el consumo de azúcares añadidos sigue creciendo, y constituyen un 5,2% del total de calorías de la dieta del español medio. Si hablamos de España, las principales fuentes de azúcar añadido son los refrescos (23%), los yogures azucarados, las leches fermentadas y los postres lácteos (22,3%), la pastelería, la bollería y las galletas (16,9%), los zumos y los néctares de frutas (11,9%) y los chocolates y los productos a base de chocolate (11,4%).

¿Qué sabemos sobre azúcar y salud? Según la European Food Safety Authority (EFSA), organismo "mandamás" europeo que regula y asesora en lo relativo a la seguridad alimentaria, cuyo criterio se basa en la investigación y la evidencia científica, la ingesta de alimentos ricos en azúcares se relaciona con un mayor riesgo de padecer caries dental, obesidad, déficit de ciertas vitaminas, minerales o fibra, un patrón lipídico plasmático alterado, resistencia a la insulina, así como con un mayor riesgo de sufrir diabetes, síndrome metabólico y ciertos tipos de cáncer (EFSA, 2010a).

Por tanto, y según todos estos datos, minimizar la ingesta de estas fuentes de azúcares añadidos comportaría una reducción del contenido calórico de la dieta, una reducción considerable del riesgo de padecer las alteraciones para la salud anteriormente nombradas sin comprometer la adecuación nutricional de nuestra dieta. Entonces no hay más que hablar, ¿verdad?

Pues, lamentablemente, la realidad resulta desalentadora. Seguimos enganchados al dulce. No hace mucho, una publicación de *The New England Journal of Medicine,* en 2012, dejaba constancia de que uno de los principales factores causantes del aumento de las tasas de sobrepeso y obesidad en adultos, y sobre todo en niños, es el elevado y continuado consumo de azúcares en formato líquido. Principalmente, los zumos (sí, los zumitos *chachis* que toman casi todos los niños al salir al recreo son bebidas azucaradas) y los mal llamados "refrescos".

Sabemos que la falta de educación alimentaria en etapa escolar (y ya que estamos, también en la adulta) es un punto clave por el que debemos comenzar a trabajar. Nuestra sociedad no sabe comer bien, porque nadie nos ha educado en su debido momento. Si a esto le sumamos que cada vez somos más sedentarios y nos movemos menos, y que la industria alimentaria no promueve precisamente la reducción de productos insanos, tenemos el cóctel perfecto para comenzar a explicar gran parte de las causas de muchas enfermedades del siglo XXI.

Del mismo modo tampoco recibimos la educación suficiente para aprender a gestionar emociones, hacer frente al estrés o manejar situaciones vitales complejas. Esto genera que adoptemos ciertos comportamientos erráticos con la comida, sobre todo si es azucarada o rica en grasas. Comenzamos por intentar calmar las emociones negativas con comida azucarada y convertimos esta acción en un hábito adictivo, usando ese producto alimentario como premio, consuelo, remedio anti-ansiedad, calmante o relajante, lo que hace acrecentar ese círculo vicioso de sensaciones, con las consecuentes secuelas físicas que muy probablemente aparecerán a largo plazo.

FRUCTOSA Y SALUD

Menudo invento, el azúcar. Porque no solo azúcar refinado es lo que abunda, sino que, gracias a las muchas innovaciones y evoluciones tecnológicas, hoy en día podemos obtener tantos tipos de azúcares y derivados como colores tiene el arcoíris.

Por ejemplo, con la transformación química de glucosa en fructosa podemos obtener edulcorantes derivados del maíz como el jarabe de fructosa o jarabe de maíz alto en fructosa (JMAF o por su nombre en inglés *High Fructose Corn Syrup* o HFCS). El jarabe de maíz alto en fructosa se comenzó a utilizar como endulzante en los años 60, y su consumo ha ido creciendo rápidamente hasta convertirse en uno de los azúcares más usados por parte de la industria alimentaria.

La fructosa consumida en exceso no es buena para nadie. Con una ingesta de más de 25 gramos al día se puede sobrepasar la tolerancia natural, e incluso las personas sanas pueden desarrollar síntomas gastrointestinales por malabsorción (diarrea, distensión, gases...). Y aquí no acaba la cosa. Si hablamos del JMAF, algunos estudios confirman que un consumo elevado (ingesta de más del 25% de las calorías totales en forma de dicho jarabe) incrementa el riesgo de padecer enfermedades como la obesidad, diabetes, hígado graso, hipertensión arterial, síndrome metabólico, dislipemias y enfermedades cardiovasculares.

Para que nos hagamos una idea, en una dieta de alrededor de 1.800 kcal supondría consumir unas 450 kcal en forma de jarabe de fructosa, lo que equivaldría a comer unas 10 manzanas al día.

En países como EE.UU. ya hace algunos años que estas cifras son incluso mayores, ya que es el mayor productor mundial de este JMAF y también mayor consumidor, en el que se incluye sobre todo en productos procesados (bollería, galletas, dulces, alimentos para diabéticos...) y en bebidas (refrescos, zumos, néctares, bebidas gaseosas...).

Al gran gigante le siguen otros como México, Hungría, Canadá o Eslovaquia, y progresivamente el consumo se ha ido extendiendo por todo el mundo. No obstante, todavía quedan algunos países en los que no se utiliza como azúcar principal y eso permite obtener datos comparativos de salud relacionados con su consumo. En España, el consumo promedio de JMAF hasta 2007 rondaba los 5 gramos/día, aunque probablemente en la actualidad la cifra debe de ser mayor debido al incremento del consumo de bebidas azucaradas.

¿Por qué JMAF y no azúcar común?

Además de ser un ingrediente industrial barato y de textura muy agradable en boca, su consumo se ha ido extendiendo porque desde hace años se ha vendido la fructosa como alternativa saludable al azúcar común. Y no es para nada más saludable. La fructosa se metaboliza de forma distinta y no eleva en demasía la glucosa y la insulina sanguíneas. Sin embargo, altera el metabolismo de las grasas, estimulando la producción de estas sobre todo en el hígado.

En España es más habitual encontrar la fructosa en forma de granulado para endulzar. Tal como se nos ha vendido, es fácil caer en el error de pensar que puede usarse sin ningún tipo de limitación, y dado que tiene muy poco poder saciante, es fácil acercarse a cantidades peligrosas.

AZÚCAR A FONDO: TIPOS, ESTRUCTURA Y FUNCIONES

El azúcar forma parte de un grupo de compuestos también conocidos como hidratos de carbono, carbohidratos o glúcidos. Son sustancias químicas (¡sí!, has leído bien, comemos química, somos química) compuestas por átomos de carbono, hidrógeno y oxígeno, elementales en la naturaleza. Algunos son moléculas simples, mientras que otros están formados por dos o más azúcares unidos (como si de un collar de perlas se tratara).

Se clasifican en tres grandes grupos en función de su estructura: monosacáridos (una sola molécula de azúcar), oligosacáridos (de 2 a 10 moléculas azúcar unidas) o polisacáridos (más de 10 moléculas de azúcar).

Según la definición del Departamento de Agricultura de Estados Unidos (USDA, de sus siglas en inglés), se consideran azúcares simples a todos los mono y disacáridos (dos moléculas de azúcar), mientras que el resto de los oligosacáridos y polisacáridos (como el almidón o el glucógeno) pertenecen al grupo de glúcidos complejos.

Grupo	Tipos	Ejemplos
Glúcidos o hidratos de carbono simples (azúcares)	Monosacáridos Disacáridos	Monosacáridos como fructosa, glucosa, galactosa, ribosa, manosa, etc. Disacáridos como la sacarosa, lactosa, maltosa, palatinosa, isomaltulosa, lactulosa, celobiosa, etc. Los encontramos en el azúcar común (blanco o refinado, moreno o integral), panela, azúcar de coco, miel, jarabes o siropes de maíz, jarabe de maíz rico en fructosa, jarabe de arce, jarabe de agave, melaza, concentrado de jugo de fruta, etc.
Glúcidos o hidratos de carbono complejos	Oligosacáridos Polisacáridos	Galactanos como la rafinosa de remolacha o ciertos vegetales, o la estaquiosa de alcachofa y soja, etc. Dextrinas, maltodextrinas, pectinas, carragenatos, agar, harinas en general, almidón, glucógeno, etc.

Tabla 1. Clasificación simplificada de los azúcares (elaboración propia).

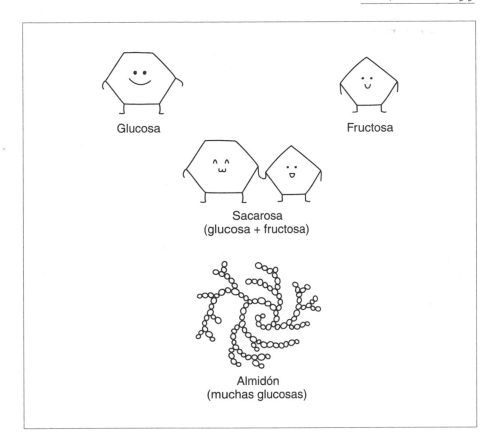

La *glucosa*, también llamada *dextrosa*, tiene forma de hexágono y es la molécula de azúcar más simple de la naturaleza de la que los seres vivos obtienen energía. Aunque esa función sea la principal, animales y plantas realizan una gestión algo distinta de los glúcidos. Los seres humanos los utilizamos como principal fuente de energía química (de la que obtenemos nuestra principal molécula energética: el ATP o adenosina trifosfato) y tenemos capacidad para almacenarla como reservorio energético. Lo hacemos creando pequeños almacenes de glucógeno (unión de muchas unidades de glucosa) que guardamos principalmente en nuestro músculo y en el hígado, y que mantenemos a buen recaudo para poder utilizarlos solo cuando sea necesario.

Las plantas actúan de forma similar y también saben combinar cadenas de glucosa, aunque lo que construyen se denomina *almidón*.

Este está formado también por glucosas, pero tiene cadenas más largas y estructuras más complejas que el glucógeno. Aunque los vegetales también lo usan para almacenar su propia energía, principalmente sirve para formar estructuras físicas. Por ejemplo, la celulosa, la hemicelulosa y la pectina son largas cadenas ramificadas de azúcares que aportan volumen y resistencia a las paredes celulares de las plantas.

La *fructosa* (azúcar de la fruta o *levulosa*) también es un azúcar simple de igual fórmula química que la glucosa, pero posee forma de pentágono, y es por ello que nuestro organismo la metaboliza de forma distinta.

Está presente de manera natural en todas las frutas, algunas verduras y hortalizas y en la miel, además de estar añadida en alimentos procesados en forma de JMAF, concentrados, siropes o melazas. La sacarosa o el azúcar común es un azúcar simple formado por la unión de una fructosa y una sacarosa.

REPASO EXPRÉS DE LA DIGESTIÓN Y ABSORCIÓN DE LOS AZÚCARES

Seguimos avanzando no sin antes hacer un breve repaso a cómo nuestro sistema digestivo realiza la digestión de los glúcidos que comemos. Prometemos ser concisas y no adentrarnos demasiado en terminología técnica o *rollos pataters*, aunque sí nos gustaría mostrarte cómo ocurre todo, porque creemos que puede ayudarte a comprender el porqué de tu intolerancia a la fructosa o al sorbitol.

Imaginemos que nuestra mano sujeta una lustrosa, firme y rojiza manzana, de esas dulces y jugosas, digna del mejor cuento de *Blancanieves*. Son las seis de la tarde y nuestras tripas rugen hambrientas, y sin titubear damos un decisivo primer bocado. Al masticar pausadamente, enseguida comenzamos a sentir en boca todos los jugos y sabores que emanan de esta rica fruta.

Lo que no sabes es que, antes de dar ese primer mordisco, nuestro hipotálamo (zona del cerebro que controla parte de nuestro sistema nervioso) anticipa la jugada y va preparando el terreno enviando señales que activan la producción de saliva por parte de nuestras glándulas salivales. ¡Glándulas, a trabajar, que hay que masticar!

¿Sabes que producimos más de 1 litro de saliva al día? Y no solo posee la función de lubrificar y ayudar a la masticación, sino que también contiene la enzima alfa-amilasa o ptialina, que comienza a degradar ciertos azúcares ya en la boca. ¡Pruébalo! Mastica un tro-cito de pan y mantenlo en boca un ratito más de lo habitual. Com-probarás que percibes sabores un poco más dulces a medida que tus enzimas van descomponiendo el almidón en azúcares sencillos.

Es también nuestro hipotálamo el que dirige el cotarro en otras zonas de nuestro sistema digestivo, siendo el responsable de activar la producción de jugos gástricos de nuestras glándulas estomacales. Y retomando el cuento de nuestra manzana, una vez bien masticado ese primer mordisco, proseguimos con el trabajo de la deglución impul-sando esa papilla hacia la piscina ácida de nuestro estómago.

Otro de los implicados en nuestra digestión es el nervio vago, for-mado por un largo cordón con muchas ramificaciones que permiten la conexión cerebro-visceral, entre otras cosas. Precisamente es el que se encarga de abrir la portezuela que conecta esófago con estómago, denominada *esfínter esofágico superior* o *cardias*. El buen funciona-miento de esta válvula hace posible el paso del contenido bucal hacia el estómago y evita que suceda en sentido contrario.

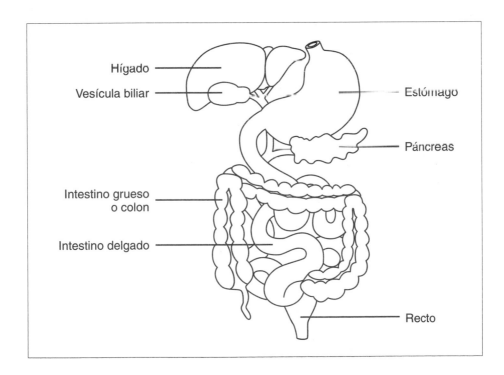

Así que, gracias al trabajo de nuestro sistema nervioso, nuestro estómago se va llenando y comienza la parte más mecánica de nuestra digestión: la fiesta del *meneíto*. Los músculos gástricos que recubren el estómago comienzan a moverse generando movimientos ondeantes (los movimientos peristálticos) que permiten amasar y desmenuzar todavía más esa papilla dejándola lo suficientemente fina para ser absorbida. Nuestra manzana se habrá convertido ya en una finísima masa ácida compuesta por agua, enzimas, vitaminas, minerales, fibras no digeribles, sacarosa, glucosa, sorbitol y fructosa, entre otros.

¡Sigamos con la fiesta! Tras horas de baileteo, la fiesta del *meneíto* llega a su fin, así que se encienden las luces y se invita a salir a todos los invitados. El sistema nervioso activa la apertura de la compuerta de salida llamada *esfínter esofágico inferior* o *píloro* (aunque, en realidad, se va abriendo progresivamente a medida que va detectando las ondas peristálticas y distensión estomacales). Pasadas las compuertas, el bolo alimentario o quimo llega a la parte inicial de nuestro intestino delgado: el duodeno.

En este punto, la digestión ya se ha realizado parcialmente, aunque todavía quedan algunos asuntillos pendientes por descomponer. En el duodeno es donde desembocan dos pequeños conductos encargados de segregar jugos de distintos tipos que bañan el bolo alimentario para conseguir una digestión completa. Hablamos del conducto biliar, desde el cual se segregan los jugos biliares del hígado, y del conducto pancreático, desde el cual se segregan ciertas sales y enzimas digestivas, indispensables para la descomposición de grasas, proteínas e hidratos de carbono.

Nuestro sistema digestivo es sorprendentemente eficaz en su trabajo, pero nunca se le da bien eso de absorber moléculas grandotas. Así pues, necesita que los glúcidos estén ya en forma de monosacáridos, y si han quedado algunos todavía enteros (disacáridos, oligosacáridos o polisacáridos) tienen que continuar siendo desintegrados. Gracias a la acción de la amilasa pancreática y a la de las enzimas dispuestas a lo largo de las paredes internas de nuestro intestino delgado (maltasas, lactasas, sacarasas e isomaltasas o dextrinasas), ¡no queda títere (glúcido) con cabeza!

Además de poseer una maquinaria muy eficaz, es práctico y ahorrador, y no podría estar mejor diseñado desde el punto de vista funcional. Los movimientos peristálticos y los intercambios de fluidos a lo largo de todo el tubo hacen posible ese descenso serpenteante del quimo a través de sus tres partes: duodeno, yeyuno e íleo. Se absorbe lo que interesa y lo que no sigue avanzando hasta llegar al colon o intestino grueso, donde se desecha en forma de heces.

Si pensabas que el tubo digestivo era un conducto liso e inerte, andabas muy mal encaminado. Todo él está formado por una serie de pliegues internos (pliegues de Kerckring), que, a su vez, están formados por gran cantidad de micropliegues o microvellosidades en los que se encuentran las células de la membrana intestinal. Todas y cada una de esas células también poseen una zona en forma de borde de cepillo, lo que todavía aumenta más esa capacidad de absorción.

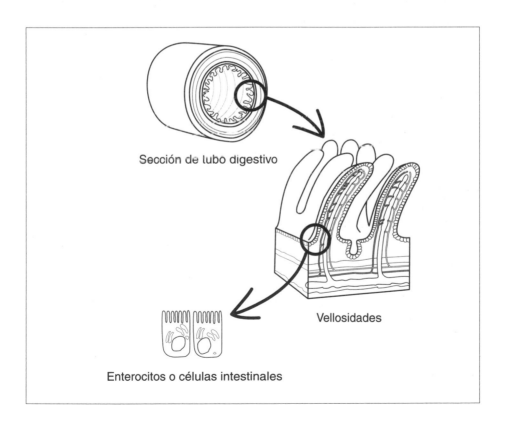

Sección de tubo digestivo

Vellosidades

Enterocitos o células intestinales

¿No te parece alucinante? Y es así para optimizar al máximo la asimilación y la absorción de nutrientes. Y toda esta capa de células o epitelio intestinal se renueva íntegramente cada 6 días para mantener una función óptima de absorción.

¡Sigamos avanzando pues! Tal como muestra la imagen, los nutrientes penetran dentro de la célula cruzando a través del borde del cepillo (parte de la célula que está en contacto con el medio interno intestinal) y salen a través de la membrana o pared basolateral (cara externa de la célula), que conecta con innumerables vasos que desembocan al torrente sanguíneo principal.

La *absorción de la glucosa* es bastante sencilla, ya que atraviesa casi sin esfuerzo la membrana celular. La galactosa, azúcar que conforma la lactosa de la leche, también se absorbe de esta forma.

La *absorción de la fructosa* es algo distinta, ya que necesita utilizar unas proteínas transportadoras que le permiten atravesar la membrana. Aunque puede usar otras de forma puntual, la proteína transportadora GLUT5 es la que más utiliza.

3. AZÚCARES FERMENTABLES

OLIGOSACÁRIDOS DE FRUCTOSA: AMIGOS CON CONDICIONES

Siguiendo el hilo del capítulo anterior, pasamos a hablarte de ciertos oligosacáridos de fructosa que pueden ser de tu interés, si padeces malabsorción intestinal.

Ya te hemos hablado de la fructosa como azúcar simple y, si unimos unas pocas, obtenemos un grupo de glúcidos conocidos como los *fructooligosacáridos* (FOS) o *fructanos*. No forman cadenas demasiado largas (máximo de unas 10 unidades) y se distinguen principalmente dos tipos: la inulina y la oligofructosa. Vaya nombrecitos... ¿no te parece?, pero seguro que te suena haberlos leído en algún envoltorio que disfraza alimentos (frecuentes en masas de panadería, dulces y productos dietéticos).

De forma natural, encontramos FOS en vegetales como el espárrago, el ajo, la cebolla, la alcachofa o la achicoria y también en el grano entero de cereales de la familia de las gramíneas como el trigo, el centeno, la cebada, la avena, el sorgo, el mijo, el arroz o el maíz.

¿Y qué es lo que tienen de especial estos FOS?

Son particulares porque, a pesar de ser cadenas cortas de fructosa, las uniones no son como las demás y no pueden ser separadas por ninguna de nuestras enzimas digestivas. Ese es el motivo por el que nuestro intestino no es capaz de digerirlos, pero sí pueden hacerlo nuestras bacterias intestinales (conocidas comúnmente como *flora* o, más recientemente, como *microbiota*).

Cuando una sustancia es capaz de ser asimilada por algunos de nuestros microorganismos intestinales, alimentando o promoviendo su crecimiento, y esto nos genera una serie de beneficios para la salud, la llamamos sustancia *prebiótica*. La inulina y la oligofructosa actúan como prebióticos porque promueven el desarrollo de unas bacterias específicas llamadas *bifidobacterias*.

Muchas de las fibras que comemos a diario, como las pectinas, los betaglucanos, el almidón resistente o los galactooligosacáridos, también son sustancias prebióticas por ser fácilmente utilizadas por nuestras bacterias y sabemos que eso genera beneficios para nuestra salud. Por ejemplo, sabemos que ciertos microbios de nuestro colon son capaces de influir, positiva o negativamente, en la salud de nuestro sistema inmunitario, modular nuestro comportamiento a través de la comunicación eje intestino-cerebro, mejorar el tránsito intestinal, regular los niveles de azúcares, inducir saciedad o sintetizar un sinfín de subproductos metabólicos capaces de desempeñar funciones biológicas concretas en nuestro propio organismo.

A modo de apunte, si te interesa este tema tanto como a nosotras, te recomendamos encarecidamente la lectura de *Alimentación prebiótica, para una microbiota intestinal sana,* en el que Lucía Redondo y Jesús Sanchís son dos de los cuatro autores principales. ¡Te encantará!

No hay duda de que el consumo de fibras prebióticas es saludable y ayuda a mantener una microbiota y un sistema digestivo sanos. Ahora bien, como hemos visto, no es oro todo lo que reluce y, en condiciones de intolerancia a la fructosa, el consumo continuado de fibra no siempre resulta positivo. Veamos, a continuación, las razones por las que ciertos tipos de fibra pueden desencadenar efectos poco deseables en estos casos.

LA FERMENTACIÓN INTESTINAL

¿Sabías que existen hasta siete tipos distintos de fermentación? ¡E incluso la llevamos usando hace centenares de años para fabricar ciertos alimentos como el pan, la cerveza, el vino o el kéfir!

Cuando hablamos de sustancia fermentable nos referimos normalmente a un glúcido que puede ser asimilado y metabolizado por un microorganismo. La forma o el proceso químico en el que este la digiere y utiliza recibe el nombre de *fermentación*. Durante la reacción de fermentación, el microorganismo saca provecho de ese azúcar utilizándolo para obtener energía, aunque también se forman otros

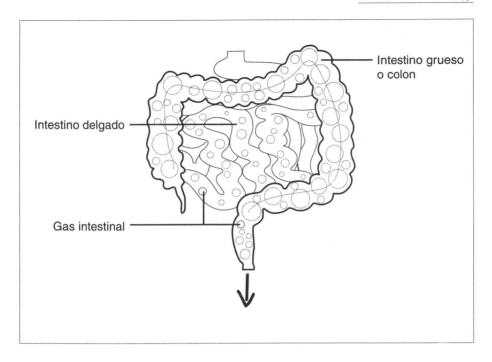

Intestino grueso o colon

Intestino delgado

Gas intestinal

componentes como alcohol, ciertos gases, ácidos grasos, sabores y aromas distintos o ácido láctico, entre otros.

En nuestra dieta hay muchos alimentos que contienen sustancias fermentables que conocemos comúnmente como fibras. Globalmente, podemos agruparlas en función de su naturaleza y denominarlas bajo el nombre de FODMAP (acrónimo inglés de *fermentable, oligosaccharides, disaccharides, monosaccharides and polyols*). Usamos FODMAP para referirnos a un grupo de carbohidratos de cadena corta que nuestro sistema digestivo prácticamente no es capaz de absorber, en el que encontramos oligosacáridos (como los fructooligosacáridos y galactoolicosacáridos de cereales enteros y legumbres), disacáridos (como la lactosa de la leche), monosacáridos (como la fructosa de la miel y frutas) y polioles (como el sorbitol de las uvas pasas o las ciruelas).

En un intestino sano los procesos fermentativos normalmente son bien tolerados y, a no ser que haya algún problema secundario, cumplen su debida función. Sin embargo, las personas que padecen algún tipo de intolerancia pueden poseer menor capacidad y peor tolerancia, por lo que a menudo actúan como agravantes de muchos de los síntomas digestivos que se padecen.

¿Y a qué es debido? Probablemente no exista una única ni sencilla explicación. Podría ser debido a que las personas con intolerancias tienen una mayor sensibilidad intestinal, que podría estar relacionada con otros factores como la disbiosis (alteración negativa del número o composición de la microbiota intestinal), el deterioro de las microvellosidades intestinales o la pérdida de funcionalidad de la mucosa intestinal.

Cuando la integridad del intestino está perturbada, esta fermentación puede desencadenar alteraciones osmóticas más o menos severas, y generan mayor predisposición a padecer diarreas o estreñimiento. Además, la elevada formación de gases (tales como hidrógeno, metano, anhídrido carbónico y sulfuro de hidrógeno) provoca síntomas gastrointestinales desagradables como la distensión abdominal, la inflamación o las flatulencias, que pueden ir acompañados o no de dolor cólico.

Condiciones como las que se generan en un Síndrome de Intestino Irritable (detectado o en fase de desarrollo) pueden provocar también un mal funcionamiento de nuestro sistema digestivo e incluso ser la propia causa de la intolerancia alimentaria. Otras alteraciones como el Sobrecrecimiento Bacteriano (SIBO) o la condición de intestino permeable pueden influir y a su vez ser causa principal de la malabsorción. En el capítulo 4 te explicamos con más detalle qué es eso de la microbiota, y las diferentes situaciones digestivas implicadas.

Así pues, ¿va antes el huevo o la gallina? En este tipo de alteraciones digestivas a veces no queda del todo claro. Una situación que podría haberse originado a raíz de una malabsorción a la fructosa podría evolucionar dando lugar a otras alteraciones derivadas o viceversa. De modo que es posible que el origen de la sintomatología digestiva que se padece no sea debido a un solo factor, sino a un entorno digestivo con más de un descosido a zurcir.

La dieta FODMAP como tratamiento dietético en el Síndrome de Intestino Irritable (SII)

Se ha postulado la dieta FODMAP como estrategia dietética en casos de Síndrome de Intestino Irritable (SII) por ser una de las que mejores resultados ha demostrado.

Según un estudio llevado a cabo, en 2014, por el Departamento Médico de Gastroenterología y Hepatología de la Universidad de Georgia (EE.UU.), el 70% de los pacientes con SII encuestados reportaron mayor sensibilidad a los alimentos ricos en FODMAP. Un 49% sobre todo a productos lácteos (alto contenido de lactosa), alrededor de un 36% a las legumbres (galactanos) y un 23% a frutas (fructosa o polioles).

En 2010 aparece la primera referencia sobre dieta baja en FODMAP estudiada en pacientes con SII. Y desde entonces hasta la fecha, estudios clínicos a nivel internacional han demostrado su eficacia, mejorando los síntomas de dolor y distensión abdominal, y diarrea, característicos de pacientes con malabsorción intestinal o SII. De manera que podría ser una opción viable en los casos en los que se sospecha que la intolerancia a la fructosa, sorbitol o lactosa pueden tener su origen en un SII en proceso de desarrollo.

En cualquier caso puede ser el tratamiento dietético más acertado en caso de padecer una sobrefermentación o alteración de la función normal del intestino.

No sabemos si es tu caso o de lo contrario padeces de una intolerancia aislada (fructosa, lactosa o sorbitol), pero sí es importante destacar que, cuando algo no funciona bien en nuestro sistema digestivo, todos los procesos metabólicos que en él confluyen también se alteran. Un buen diagnóstico médico te ayudará a saber si es tu condición y por tanto dirigirá los futuros cambios dietéticos a seguir.

Para ampliar información sobre este tipo de estrategia dietética, puedes consultar la web del departamento de gastroenterología de la Universidad de Monash, quien la ideó, en la que ofrece una completa guía práctica para llevarla a cabo y mejorar la calidad de vida de las personas con malabsorción de este tipo de azúcares. Además han desarrollado una APP de fácil manejo. Las diferentes herramientas que incluye facilitan el seguimiento de la dieta por fases (1: eliminación, 2: reintroducción y 3: personalización). Además con la guía de alimentos puedes conocer y controlar la cantidad de los diferentes tipos de azúcares fermentables que contienen los alimentos, y decidir entonces si tomarlos o no, y en qué cantidad. Y lo que finalmente nos ha terminado de convencer es la función de "diario" que permite tomar nota de los cambios y síntomas, algo especialmente útil en la fase de reintroducción. En definitiva, todo un acierto.

www.monashfodmap.com

4. INTOLERANCIA A LA FRUCTOSA

Y por fin entramos en materia, pensarás, querido lector. Pues sí, ha costado, pero hemos llegado. Primero debíamos aclarar algunos conceptos básicos para poder entender y dar solución a todas las dudas que estén rondando por tu amueblada cabeza. Porque somos conscientes de que hay mucha información que se debe procesar, y, aunque tengamos un buen estado de concentración y raciocinio, son tantas las fuentes por las que nos llega (y en no pocas ocasiones algo tergiversada) que complica nuestra capacidad para discernir y tomar decisiones con conocimiento de causa. Bien a través de las redes sociales, artículos en prensa pseudocientíficos, o por el *amimefuncionismo* amplificado en nuestra sociedad, puede terminar volviéndonos un poco locos.

Generalmente, la presencia de síntomas es el principal motivo de las visitas a la consulta del médico, por lo que en los últimos años ha aumentado el interés por el estudio del aparato digestivo, y en concreto del intestino y su relación con la salud. Con ánimo de determinar qué sucede, muchas personas toman conciencia de su cuerpo e intentan encontrar asociaciones entre qué es lo que han comido y los síntomas que sienten. Incluso toman papel y boli y apuntan detalladamente cada uno de los alimentos y síntomas que van apareciendo. Parece tarea fácil y es una decisión muy positiva para identificar lo que nos está haciendo daño, pero a veces carecemos del conocimiento y la ayuda necesaria para averiguar los componentes de los alimentos a controlar, y en otras, ignoramos que los estamos consumiendo.

Empezamos a pensar que los tiros pueden ir por un lado, pero *¡zasca!*, al final resulta que también me sientan mal otras cosas que ayer me sentaron bien. "¡Que alguien me lo explique, por favor! Porque coma lo que coma, me va a sentar mal."

"¿Y SI ME DEJO LLEVAR? TOTAL... HAGA LO QUE HAGA SEGUIRÉ SINTIENDO MALESTAR DIGESTIVO"

Desatender el problema y asumir sus consecuencias como normales no aportará nada bueno a largo plazo. Continuar en esa situación puede generar un estado constante de inflamación de tu intestino, causando daños recurrentes en el epitelio que provocarán una malabsorción secundaria de muchos otros nutrientes (vitaminas, minerales, ácidos grasos...). Con el paso del tiempo, la microbiota intestinal también se resentirá y nuestro sistema inmunitario podría dejar de funcionar con normalidad.

Un sistema digestivo sano es esencial para la salud global de nuestro organismo. Somos un reflejo de nuestro interior. Mantener un intestino enfermo durante demasiado tiempo puede provocar el desarrollo de muchas otras alteraciones de salud (enfermedades inmunitarias o autoinmunitarias, otras intolerancias, anemia, déficits nutricionales graves...), por lo que no podemos hacer caso omiso a sus señales.

Si preguntamos qué es para ti la intolerancia a la fructosa, probablemente respondas en términos de síntomas, sensaciones y emociones de malestar (inquietud, preocupación, irritabilidad, ansiedad...). Sin embargo, si le preguntamos a un profesional sanitario que entienda del asunto, nos responderá en términos más técnicos propios de la condición, que quizá dificulte un pelín la total comprensión por parte de la mayoría de las personas. Habitualmente nos entregarán (o no) un papelito con el resultado de una prueba con resultados positivo o negativo, y a partir de ahí nos entristece saber que poca ayuda más.

En 2019 el Sistema Nacional de Salud en España no dispone todavía de Dietistas-Nutricionistas en Sanidad Pública. Tristemente, somos de los pocos países europeos que todavía no tienen incorporada nuestra figura en instituciones hospitalarias o en centros de atención primaria. ¿Entonces qué? ¿Qué ocurre cuando a un paciente le diagnostican con intolerancia a la fructosa? Pues que, por desgracia, en nuestra #sanidaddesnutrida no hay profesionales sanitarios con suficiente competencia o conocimientos que puedan ofrecer un asesoramiento adecuado y enseñarle cuál es el tratamiento dietético que ayude a solventar su problema.

Pero, ¿y el médico no puede ayudarnos? ¿Quizá enfermería? De nuevo, la respuesta para la mayoría de los casos es difícil. Como profesionales sanitarios que son, estamos seguras de que hacen su labor de acuerdo a su código deontológico, e intentan ayudar al paciente con todas las herramientas y los conocimientos de los que disponen. Pero las condiciones laborales no siempre les permiten ofrecer más tiempo de atención al paciente y hacen lo que buenamente pueden. Así que la mayoría de las veces el asesoramiento dietético que recibe el paciente se traduce en la entrega de un papelito (fotocopiado ya unas cuantas veces) con cuatro consejos básicos sobre alimentos aptos y no aptos en intolerancia. ¿Suficiente? Juzga por ti mismo.

Por ello, en lo que respecta a esta parte de la obra que tienes entre manos y en los siguientes capítulos, vamos a tratar de explicarte todo lo que necesitas saber para que tengas más claro el posible origen de estos desórdenes, y cómo manejarlos para aprender a convivir con ellos y recuperar tu felicidad. Nuestro objetivo es que uses este libro como guía de consulta para aprender a comer sano y sin síntomas, sin desestimar en ningún momento el consejo de tu médico.

¡Pongámonos manos a la obra!

En primer lugar, cabe señalar que actualmente conocemos dos tipos de intolerancia a la fructosa, con origen, mecanismos y pronósticos bien distintos.

Además de la intolerancia a la fructosa por malabsorción, existe otro tipo de intolerancia de origen genético denominada intolerancia hereditaria a la fructosa (IHF) o fructosemia. Se trata de un error innato del metabolismo que se transmite de padres a hijos y con muy poca prevalencia (se estima que la sufren 1 de cada 20.000 personas), por lo que está clasificada como enfermedad rara.

FRUCTOSEMIA (IHF): CUANDO LA INTOLERANCIA ES DE ORIGEN GENÉTICO E INNATO

Existen más de 700 alteraciones causadas por errores innatos del metabolismo de diferente índole, como por ejemplo la fibrosis quística, la fenilcetonuria o el hipotiroidismo congénito. En España, desde finales de los años setenta, justo al nacer suele realizarse un test de cribado neonatal llamado *test de punción del talón*, que permite descartar ciertos tipos de errores congénitos del metabolismo que, en caso de pasar desapercibidos, podrían poner en riesgo la vida del bebé. No es una prueba obligatoria, pero sí recomendable y es positivo realizarla durante las 48 horas posteriores al nacimiento.

Como hemos comentado, la causa de la IHF es un trastorno genético que produce el déficit o la baja actividad de una enzima denominada aldolasa B (cuyo nombre bioquímico es fructosa-1-fosfato aldolasa hepática), que se encarga de convertir la fructosa ingerida en otros componentes. Al no tener dicha enzima, la fructosa se va acumulando rápidamente en nuestro organismo llegando a niveles altamente nocivos.

Los síntomas pueden ir desde vómitos o hipoglucemias hasta conllevar riesgos severos como convulsiones, diarrea, ictericia, fallo de medro (retraso de crecimiento), hepatomegalia o ascitis. Pueden darse de forma más grave en niños pequeños que en niños mayores o adultos, y las primeras manifestaciones dependen de las condiciones en las que el niño entra en contacto por primera vez con la fructosa.

Las manifestaciones no son siempre instantáneas y pueden iniciarse durante los primeros seis meses de lactancia materna (la leche materna contiene una pequeña fracción de fructosa), o bien al comenzar con la alimentación complementaria (con la introducción de frutas o verduras, o preparados comerciales que pueden tener fructosa o sacarosa).

En IHF debe seguirse de por vida una dieta estrictamente baja en fructosa (ingesta máxima de 1-2 gramos al día), sorbitol y sacarosa. Esta dieta necesita ser suplementada con vitamina C, ya que las principales fuentes se encuentran restringidas (se propone un suplemento de 30 mg/día), así como suplementos de ácido fólico que aumentan la actividad del resto de las enzimas glucolíticas.

Si eres de los que ha empezado a sufrir síntomas en edad adulta o infantil, pero desde nacimiento pudiste comer de todo sin problema, probablemente no sea este tu caso.

Intolerancia a la fructosa: ¿qué es? y ¿por qué me ha tocado a mí?

Muchos creen que hablar de malabsorción intestinal es lo mismo que hablar de intolerancia alimentaria. Pero no es así. Según la Sociedad Española de Patología Digestiva (SEPD), la malabsorción ocurre cuando hay un fallo o un defecto en la absorción de un nutriente (por ejemplo, carbohidratos) y nuestras células intestinales son incapaces de asimilarlo. Ahora bien, solo en caso de que esto conlleve la aparición de síntomas o molestias digestivas, hablaremos de una intolerancia alimentaria derivada de dicha malabsorción. Uno puede tener cierto grado de malabsorción, pero no llegar a ser intolerante.

En la intolerancia a la fructosa, hay una malabsorción intestinal de dicho azúcar que comporta la aparición de síntomas y trastornos digestivos. Como ya sabemos, la fructosa debería ser absorbida por nuestros enterocitos (células intestinales) sin problema, pero cuando hay algún fallo que lo impide, la fructosa se va acumulando en el tubo digestivo y avanza hacia terrenos a los que no debería llegar en condiciones normales.

Actualmente sabemos que la dificultad que muchas personas padecen para absorber hidratos de carbono tiene un origen multifactorial. La variabilidad individual, el tipo de alimentación, la presencia de otros factores que parecen agravar esta condición (estrés, depresión, medicación…), la manifestación de síntomas que pueden ser distintos y la relación causal entre la ingesta y la aparición de estos son elementos limitantes para establecer de forma rápida un único tratamiento y manejo válidos para todos los casos.

¿Cuántas personas están afectadas de intolerancia a la fructosa?

Desafortunadamente, las consultas de los Dietistas-Nutricionistas están cada vez más frecuentadas por personas con esta u otras intolerancias buscando dar solución definitiva a su constante malestar. La mayoría se sienten desconcertadas y dejan de saber qué comer con seguridad. ¿Será esta la nueva pandemia del siglo XXI? ¿Tendrá algo que ver nuestro estilo de vida frenético, estresado y mal alimentado con la aparición de dichas alteraciones?

Definir la prevalencia de intolerancia a la fructosa en España es todavía algo difícil e inexacto. Durante la redacción de este libro se consultaron varias fuentes, aunque ninguna de ellas demostró datos concluyentes.

Actualmente existe una falta de consenso en el criterio de diagnóstico de intolerancias alimentarias, por muchos factores, y, por ende, en el manejo clínico de estas condiciones. Esta dificultad para detectarlas viene dada, en primer lugar, por un factor ya de serie, la variabilidad intraindividual, al que acompañan otros que bien son modificables, como la posible falta de recursos entre los que se encuentran los administrativos, facultativos, entre otros.

Además, debe tenerse en cuenta la fiabilidad del diagnóstico en sí, dado que existe un riesgo real de falsos negativos o falsos positivos, que causa todavía mayor confusión (un poco más adelante te lo explicamos). Si a eso añadimos que no en todos los centros de salud se suele realizar el test diagnóstico a la intolerancia a la fructosa como protocolo habitual, resulta todavía más difícil determinar una prevalencia real.

Sin embargo, varias investigaciones en el ámbito de la salud intestinal han demostrado que en un porcentaje alto de personas sanas (1 de cada 2, o sea un alarmante 50%) se observa una absorción incompleta de la fructosa. De hecho, una de cada dos personas sanas sufre la aparición de síntomas de dolor abdominal y diarrea tras la ingesta de 25 gramos de fructosa, y en 3 de cada 4 casos ocurre con una ingesta de 50 gramos.

Afortunadamente la ciencia avanza lenta pero tenazmente y el creciente interés científico de los últimos años en esta área ha hecho posible que poco a poco vayamos desgranando todos esos factores, orgánicos y emocionales, que influyen en el desarrollo de una malabsorción.

Síntomas comunes en la intolerancia a la fructosa

De forma generalizada suelen aparecer síntomas intestinales caracterizados por ruidos intestinales (lo que conocemos médicamente por borborignos), retortijones o dolores de tipo punzante o cólico, molestia o incomodidad digestiva (dispepsia), sensación de plenitud o empacho, percepción de digestión lenta o demasiado duradera, inflamación digestiva, distensión e hinchazón abdominal (barriga hinchada y redonda), flatulencias, diarrea, estreñimiento (o incluso episodios alternantes de ambos), náuseas y acidez estomacal.

Además, con frecuencia, estos coexisten con síntomas extraintestinales de diferentes tipos, como migraña o cefalea, dificultad para dormir, cansancio, irritabilidad, dificultad para concentrarse, estado de ánimo decaído o deprimido, apatía, tristeza o malhumor. También puede aparecer cierta pérdida de peso o, de lo contrario, mayor dificultad para perderlo (posiblemente por el estado de inflamación intestinal). Fruto del defecto en el metabolismo y absorción de ciertos nutrientes como hierro, magnesio, ácido fólico entre otros, también puede haber mayor predisposición a caída del cabello, uñas quebradizas y daños a nivel cutáneo.

¿POR QUÉ MI INTESTINO NO PUEDE ABSORBER BIEN LA FRUCTOSA?

Si has ido directo al *quid de la cuestión* y te has saltado el capítulo 2, te animamos a que leas el apartado de *Repaso exprés de la digestión y absorción de los azúcares* para ponerte un poco en situación y conocer a grandes rasgos cómo funciona su digestión y absorción.

Cada vez que comemos glúcidos que contienen fructosa y esta llega a la antesala intestinal, nuestras células intestinales deben terminar el trabajo, absorbiéndola, convirtiéndola en glucosa y facilitando su acceso a sangre, donde será aprovechada por el resto de órganos del cuerpo. Para ello necesitan estar bien atentos a su llegada y tener preparados debidamente en su membrana los transportadores GLUT5 de los que te hemos hablado antes, que la captarán y harán posible su penetración hacia el interior.

En la malabsorción a la fructosa lo que ocurre es que existe un déficit de estos transportadores, o bien poseen muy baja actividad (andan algo atontados y lentos). O no hay o los que hay trabajan a velocidad de caracol. Esto puede deberse a un defecto genético de base (por lo que tendremos una intolerancia alimentaria primaria), o bien puede ser una intolerancia secundaria, consecuencia de una alteración temporal en las paredes del tubo digestivo. La mejor forma de confirmar si es de origen genético es mediante la realización de pruebas genéticas muy concretas (disponibles en ciertos laboratorios) que nos darán respuesta inequívoca y definitiva.

Así pues, toda esa fructosa que va llegando se encuentra sin las compuertas necesarias que le dan acceso al interior de las células y no tiene más remedio que pasar de largo. Según el grado de malabsorción y según las características individuales, se desarrollarán más o menos síntomas en consecuencia.

¡He aquí cuando nuestras amigas las bacterias se frotan las manos! Porque cuando no somos capaces de absorber la fructosa y esta

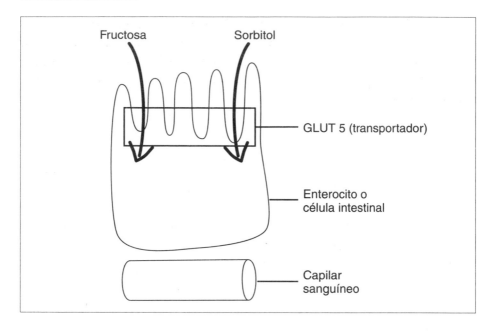

va avanzando hasta llegar a nuestro colon, todo ese gran arsenal de azúcar fermentable da lugar a un verdadero atracón bacteriano. Tras el gran festín, acaba la fiesta y la resaca la sufrimos nosotros, no ellas. Producto de toda esta elevada fermentación, aparecen los dolores, los gases, la distensión, las flatulencias y otras tantas molestias que ya hemos comentado.

A día de hoy no se sabe la causa exacta de esta situación, pero es posible que detrás de esta condición se encuentren alteraciones genéticas que predispongan a esta mala suerte.

Esta hipoabsorción depende de la dosis y de las características individuales. Por lo que ya puedes pensar que la misma patología, incluso sus síntomas, pueden desencadenarse por motivos diferentes en cada persona, y, por tanto, la gravedad de los síntomas permitirá una mayor o menor flexibilidad en la dieta.

En los últimos años y gracias al incremento de la literatura científica, se ha observado, además, que las personas con intolerancia a fructosa son generalmente más sensibles a otros hidratos de carbono no digeribles como los polialcoholes (sorbitol y xilitol), la rafinosa (en legumbres) y la inulina (en raíces y tubérculos) que las personas que no presentan la patología.

De hecho, los polialcoholes por sí mismos pueden reducir la capacidad de absorción de la fructosa. Es decir, puede ocurrir que, si tomamos cierta cantidad de fructosa aislada, más o menos lleguemos a absorberla bien, pero si lo hacemos junto al sorbitol, perdamos totalmente esa oportunidad.

Antes de continuar nos gustaría hacer una breve pausa para introducirte lo que encontrarás en las siguientes líneas. El propósito es que conozcas todos los factores involucrados, que no son pocos, para comprender que una situación de malabsorción a la fructosa no es cosa fácil y rápida de solventar, sino que deberemos obrar en función del punto débil predominante. Asimismo, creemos que puede resultar interesante para ti conocer la explicación a ciertas alteraciones extradigestivas que pueden desarrollarse por esta misma causa y que inconscientemente pueden pasar desapercibidas.

LA MICROBIOTA INTESTINAL

Actualmente sabemos que una microbiota intestinal sana será una de nuestras mejores aliadas.

Seguro que te suena, probablemente hayas oído hablar de ella de forma coloquial bajo el nombre de flora intestinal. ¿Por algún anuncio de televisión de yogures que te ayudan a regular el tránsito digestivo quizá?

Pues te sonará a chiste, pero técnicamente somos más bicho que humano. Tenemos diez veces más material genético ajeno que propio y precisamente nuestro intestino es el escenario donde se localiza el 95 % de los bichitos que hospedamos. Les encanta alojarse en el colon o intestino grueso, no siendo tan común encontrarlos en otras zonas de nuestro sistema digestivo. Se trata de una población de microorganismos que vive y convive en armonía, formada principalmente por bacterias, pero que también alberga hongos, virus, protozoos, arqueas, etc. A partir de ahora, a todo ese ecosistema de microorganismos vamos a llamarlo microbiota intestinal o simplemente microbiota.

Estos microorganismos ajenos a ti no son ni buenos ni malos y la mayoría cumplen funciones esenciales para nuestra supervivencia. Algunos ayudan a digerir alimentos, otros forman el escudo de protección que contribuye a entrenar nuestro sistema inmunitario, y otros

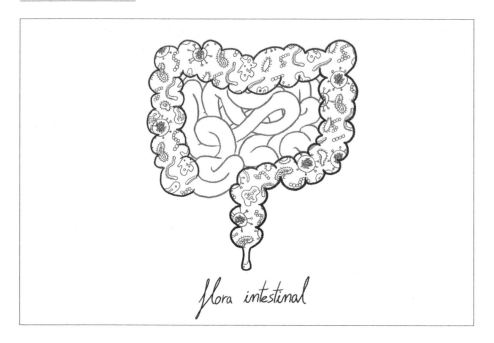

flora intestinal

llevan a cabo ciertos procesos metabólicos que no podríamos realizar sin su colaboración. Así pues, se trata de una relación amistosa y acordada entre nosotros y todos esos microorganismos (simbiosis), en la que nosotros, los huéspedes, les conferimos un lugar seguro y calentito en el que vivir, alimentarse y crecer, y ellos nos aportan una lista de beneficios muy interesantes para nuestra salud.

Lo fascinante es que cada uno tenemos una composición distinta de microorganismos. No hay una microbiota igual a otra, y su composición puede verse determinada por factores como el tipo de parto (cesárea o natural), la edad del individuo (porque ella evoluciona de forma paralela a nuestro ciclo vital), la dieta, el ejercicio, el origen o el lugar de residencia (que variará en la composición de bacterias medioambientales), la raza o la etnia, entre otros.

Por supuesto, el estilo de vida, dentro del cual englobamos la alimentación, el consumo de alcohol, el tabaco o el nivel de actividad física, juegan un papel determinante en cuanto a variedad de microorganismos se refiere y su relación con nuestra salud. Estos microorganismos comen gran parte de lo que nosotros comemos y, por ende, su alimentación y su salud depende directamente de la nuestra. Así que alimentarla en su beneficio no es tontería, si queremos mantener nuestra salud a largo plazo.

A su vez, el estrés crónico tan común y generalizado en nuestros días, y el uso frecuente y prolongado de medicamentos y antibióticos, son otros dos grandes factores que contribuyen a la aparición de esa disbiosis y que, como estamos viendo, favorecen el desarrollo de problemas que debilitan la salud aumentando el riesgo de infecciones, intolerancias, alergias, diabetes mellitus tipo 2 o sobrepeso, entre otras.

En este sentido, se ha visto que una alimentación basada en alimentos con alto contenido en azúcar, grasas de baja calidad o harinas refinadas, el consumo de trigo moderno, la ingesta creciente de aditivos, el consumo de alcohol y el sedentarismo, están bastante relacionados con muchos de los problemas de salud de las civilizaciones occidentales que curiosamente también se manifiestan en la composición y equilibrio de esa microbiota. Si todos esos microorganismos viven en paz y se sienten a gusto, todo funcionará según lo previsto. Si de lo contrario empiezan a proliferar unos más que otros, aparecen intrusos, se daña la membrana intestinal a la cual se adhieren o se ven abrumados por tóxicos o sustancias químicas, el personal empieza a agitarse y el equilibrio desaparece, padeciendo nosotros las consecuencias.

De manera que una microbiota sana puede ofrecernos grandes ventajas, pero cuando nuestro estilo de vida no es saludable, propiciaremos que nuestra microbiota enferme o se desequilibre, y tendremos mayor riesgo de padecer ciertas enfermedades incluidas las intolerancias alimentarias.

Sistema inmunitario y bacterias, ¿qué tendrá que ver?

Comencemos por saber qué es eso del sistema inmunitario y por qué es tan importante mantenerlo feliz y en armonía. Sabemos que es mucho más, pero para no complicar mucho el asunto, tal como dice *Medline* (Biblioteca Nacional de Medicina de los EE.UU.), el sistema inmunitario es una red compleja de células, tejidos y órganos que funcionan en equipo para defendernos de los gérmenes.

Al nacer, ya disponemos de un sistema inmunitario "de serie" o innato, formado por algunos mecanismos elementales de defensa y ataque, para evitar que lleguemos al mundo totalmente desprotegidos. Es poco específico, pero es potente y funciona de manera muy eficaz.

A medida que vamos creciendo, y por consiguiente vamos entrando en contacto con alimentos, el entorno, microorganismos, suciedad o infecciones, vamos desarrollando una segunda línea de defensa y ataque denominada respuesta inmunitaria adaptativa o adquirida. Es mucho más específica que la innata y nos permite ser mucho más precisos y selectivos con nuestras estrategias de combate.

¿Dónde tenemos ubicado el sistema inmunitario en nuestro organismo?

La verdad es que está en todas partes. Todas las células de nuestro organismo poseen conexiones y mecanismos inmunitarios para poder mantener en orden cualquier parte de nuestro cuerpo. No está formado solo por soldados combatientes, sino que incluso tiene sistemas de protección pasivos, estrategias de arrastre y ataque, e incluso una compleja red de intercomunicación celular que hace posible la transmisión de los mensajes.

Por ejemplo, los jugos gástricos actúan como la principal barrera físico-química contra la entrada de microorganismos (mayor riesgo de infección o sobrecrecimiento indeseado si existe una hipoclorhidria digestiva), aunque el pH de nuestra piel, el moco que segregamos cuando nos resfriamos (protege y arrastra), el sudor o las lágrimas también son del mismo estilo. Por otro lado, disponemos de un buen arsenal de células inmunitarias que son las responsables de detectar malhechores, espiar, informar, atacar o matar, que englobamos dentro de un mismo grupo: los glóbulos blancos o leucocitos.

Como ves, es un sistema complejo dispuesto por todo nuestro organismo. Pero aquí viene lo sorprendente. La mayor parte de nuestro sistema inmunitario (alrededor de un 80%) se encuentra en el intestino, y es así porque allí es donde encontramos la mayor concentración de bacterias comensales.

Dado que gran parte del entrenamiento de nuestro sistema inmune se da gracias al aprendizaje por contacto con nuevos microorganismos y sustancias, ¡qué mejor lugar que nuestro sistema digestivo para ello!, ¿no crees? Situándose justo ahí, podrá estar en contacto permanente con todos los microorganismos que pasen por allí (no solo las bacterias beneficiosas que nos habitan, sino también las invasoras o las patógenas) y con todas las sustancias, beneficiosas o no, que por él circulen. Se mantendrá siempre alerta y en constante vigilancia y, si todo marcha bien, será capaz de discernir entre lo propio, lo ajeno, los buenos y los malos.

Fruto de este contacto permanente, microbiota intestinal y sistema inmunitario permanecen siempre en continua comunicación y se relacionan de forma directa para que todo marche bien. ¿Y quién crees que manda a quién? Lo cierto es que los microbios del intestino son capaces de intervenir en el comportamiento del sistema inmune, pudiendo llegar a ajustar el grado de reacción o sensibilidad de este. Además, esos bichitos son capaces de ordenar reacciones inmunitarias a nivel local, modular la respuesta inmunitaria durante un ataque e incluso provocar la ausencia de respuesta ante una infección patógena. ¿Te das cuenta? En muchas reacciones mandan ellos, no nosotros, por lo que cuando la relación entre sistema inmune y microorganismos dista mucho de ser la ideal, la protección de todo el cuerpo se ve bastante comprometida.

En una situación de disbiosis, la comunidad de bichitos está alterada, proliferan los malos y disminuyen los buenos. Esto hace que nuestro sistema inmunitario esté constantemente recibiendo mensajes hostiles, y un tanto confusos, de dicha microbiota alterada. En respuesta a esos mensajes, es posible que este adopte una posición permanente de defensa y que, de forma leve pero continuada, se produzca un estado de bajo grado de inflamación crónico. Cualquier tipo de inflamación en el tubo digestivo puede generar a su vez otros problemas, como el daño progresivo del epitelio intestinal, alteraciones en la absorción de nutrientes e incluso acabar teniendo un intestino "agujereado".

De nuevo vemos que, si nuestros hábitos de vida no son saludables, tendremos una microbiota enferma y desequilibrada, y a su vez afectarán de forma negativa sobre el comportamiento de nuestro sistema inmunitario, provocando inflamación y mayor predisposición a padecer alergias, sensibilidad alimentaria o incluso enfermedades autoinmunes.

INTESTINO AGUJEREADO: ¿CAUSA O CONSECUENCIA DE LA INTOLERANCIA ALIMENTARIA?

Tal y como te hemos explicado en el capítulo anterior, la pared interna del intestino (epitelio intestinal) se compone de una sola capa de células. Estas están colocadas consecutivamente unas al lado de otras y se mantienen "cogidas de la mano" mediante unas uniones denominadas *uniones estrechas* o *tight junctions* que actúan a modo de pega-

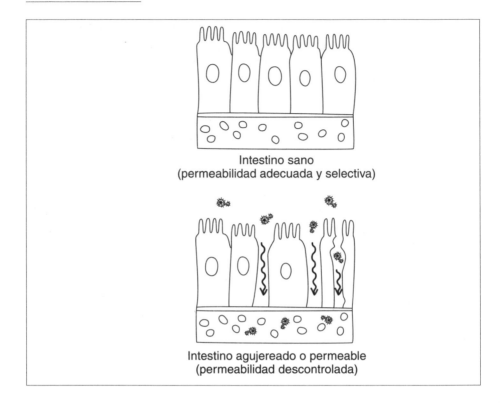

Intestino sano
(permeabilidad adecuada y selectiva)

Intestino agujereado o permeable
(permeabilidad descontrolada)

mento. Sobre esta hilera de células encontramos una capa de mucosa de grosor definido donde quedan adheridos los microbios intestinales.

Todo este conjunto de capas dinámicas debe ofrecer cierto grado de permeabilidad, permitiendo el paso selectivo de ciertas sustancias (como los nutrientes) y denegando el acceso a otras (como gérmenes nocivos, agentes extraños o tóxicos). La integridad y el buen funcionamiento de todo ese conjunto estructural es crucial para el bienestar de nuestra microbiota intestinal y a su vez para el buen funcionamiento de nuestro sistema inmune. Cuando esa barrera pierde fuerza y empiezan a aparecer agujeros o poros entre esas uniones estrechas, nos volvemos excesivamente vulnerables y es posible que esos agentes extraños, sustancias tóxicas o microorganismos patógenos logren cruzar llegando así a nuestra sangre.

A este fenómeno lo denominamos Síndrome del Intestino Permeable o *leaky gut*. Un intestino demasiado permeable puede generar problemas como la disbiosis intestinal, la translocación bacteriana (migración de las bacterias fuera de su localización normal), alteraciones del sistema inmunitarios y del sistema nervioso.

¿Cuáles son las causas del Síndrome de Intestino Permeable?

Existen varios factores que pueden contribuir a su aparición, pero en los últimos años se ha señalado la alimentación como principal predisponente. Un exceso de alimentos hipercalóricos, ricos en azúcares o en harinas refinadas, un consumo importante de procesados y ultraprocesados y la alta carga de ciertos aditivos alimentarios contribuyen a agujerear ese epitelio intestinal. El exceso de gluten de nuestra dieta parece estar también implicado.

El estrés crónico también puede propiciar la aparición de intestino permeable por afectar de manera directa sobre la función hormonal e inmunológica. Ese ritmo frenético con el que vivimos, que muchas veces nos hace engullir la comida casi sin masticar, también puede ser factor causal. La presencia de trozos excesivamente grandes, poco masticados o parcialmente digeridos (quizá también por una secreción ácida mermada conocida como hipoclorhidria) también pueden deteriorar la integridad de esa barrera.

Ciertas enfermedades como la colitis ulcerosa o enfermedad de Crohn, la celiaquía o la diabetes mellitus tipo I, y algunas infecciones como la candidiasis, *Helicobacter pylori*, parasitosis intestinales o SIBO, pueden desencadenar también una alteración en la permeabilidad.

La exposición a tóxicos ambientales, tales como pesticidas, alcohol, tabaco, metales pesados o contaminantes ambientales (como el bisfenol A en plásticos y latas de conservas) y el abuso de algunos medicamentos como los antiácidos, los antinflamatorios, los esteroides y los antibióticos tampoco nos favorece en este sentido.

Los síntomas más comunes de un Síndrome de Intestino Permeable también comienzan por alteraciones y molestias digestivas como gases, inflamación, distensión, diarrea, estreñimiento o dispepsia, que finalmente pueden terminar con el desarrollo de una intolerancia alimentaria.

También es común padecer alteraciones cutáneas (eccemas, rosácea, granitos o acné) y hay mayor riesgo de aparición de desajustes hormonales. Además, nuestro sistema inmune puede mostrarse desorientado y reaccionar de forma anormal, haciéndonos más propensos al desarrollo de una enfermedad autoinmune, así como a alergias, asma o sinusitis o sensibilidad química aumentada.

Conexión entre estado de ánimo y bienestar digestivo

Diferentes estudios han mostrado que existe una relación entre la malabsorción a carbohidratos como la lactosa, la fructosa o el sorbitol, y un mayor riesgo de aparición de depresión. Los mecanismos por los cuales sucede no están del todo claros, pero el efecto que ejerce la fructosa sobre algunos neurotransmisores y la influencia de una microbiota alterada sobre la comunicación intestino-cerebro podrían ser dos de las causas principales, entre otras. En la malabsorción a la fructosa, toda esa cantidad que queda sin absorber y que va circulando por nuestro tubo digestivo puede interferir negativamente en la asimilación de otros nutrientes. Es así porque es capaz de anclarse a otras sustancias (como aminoácidos, zinc o ácido fólico), capturándolas y arrastrándolas intestino abajo.

Cuanto mayor sea la cantidad de fructosa libre, mayor capacidad tendrá para secuestrar otros nutrientes como, por ejemplo, el L-triptófano, presente sobre todo en carne, huevos, pescado, semillas o queso. Entre otras funciones, este aminoácido actúa como precursor de uno de los neurotransmisores mayormente implicados en nuestra felicidad: la serotonina. ¿Sabías que alrededor del 90% del total de la serotonina del cuerpo humano puede encontrarse en el tracto gastrointestinal? Esto es así porque, además de mantenernos felices y sonrientes, se utiliza también para regular el movimiento del intestino y modular el apetito.

Por esa razón, si se padece de intolerancia a la fructosa y nuestros niveles de serotonina son bajos, puede resultar común sentirnos apagados, ansiosos, fatigados, en letargo, apáticos, malhumorados e incluso mostrar signos de depresión. Sumémosle a esto que cualquier trastorno de nuestra salud sin resolver ya genera cierto nivel de frustración de base. Algunos estudios muestran que sucede más en mujeres que en hombres, y que tras la reducción de ingesta de fructosa puede revertirse, obteniendo mejoras progresivas en el estado de ánimo.

¿Por qué ahora que no puedo comer dulces es cuando más deseo tengo de comerlos?

Algunos intolerantes pueden sentir un deseo incrementado por el dulce o por los alimentos ricos en carbohidratos. Los mecanismos de control y regulación de nuestro apetito son bastante complejos e intervienen muchísimas sustancias químicas como para poder atribuirlos a un solo factor. No obstante, unos niveles de serotonina bajos, mezclados con el estrés y con la ansiedad que puede desarrollarse al restringir comida, podrían favorecer ese tipo de comportamiento.

A esto hay que añadir que, gracias a las últimas investigaciones, sabemos que la microbiota intestinal influye de forma importante en los procesos psicológicos que afectan a nuestro estado de ánimo y cognición. De hecho, también sabemos que la propia composición de nuestra microbiota provoca cambios característicos en algunas patologías como el Parkinson, la depresión o el autismo. Lo cierto es que cerebro e intestino se comunican a diario sin parar. Esta comunicación bidireccional es conocida como eje cerebro-intestino, y ha suscitado mucho interés en los últimos años por parte de la comunidad científica. Sentir mariposas en el estómago o que, de repente, nos sintamos revueltos ante un disgusto, son dos ejemplos cotidianos que muestran la clara relación entre salud emocional y sistema digestivo.

Todo nuestro tracto digestivo está extensamente conectado con miles de fibras nerviosas únicas, que conforman lo que conocemos como sistema nervioso entérico. Se distribuye desde el esófago hasta el ano, contiene cerca de 100 millones de neuronas y permite la intercomunicación de todos sus componentes. Es una comunicación bidireccional cerebro-intestino, como si se tratara de una autovía de doble sentido en la que el nervio vago es la carretera principal.

De ese modo, el cerebro es capaz de liberar ciertos neurotransmisores capaces de regular el tránsito intestinal o la secreción de ácidos estomacales. En sentido contrario, el intestino envía a nuestro cerebro información concisa sobre todo lo que comemos e informa sobre el estado de nuestro sistema inmunitario.

Además, sabemos que las bacterias que habitan en él también envían gran cantidad de señales, hasta tal punto que incluso se ha logrado definir un vínculo claro entre la composición y la salud de la microbiota y la actividad emocional o el comportamiento cerebral.

Si creías que el modo de vida estresado en el que vivimos no tenía nada que ver con el desarrollo de alteraciones digestivas de este calibre, andabas muy equivocado. El estrés crónico es suficientemente capaz de alterar nuestras hormonas, trastornar nuestro sistema digestivo, hacer enfermar a nuestra microbiota, promover la aparición de Síndrome de Intestino Permeable y, en general, empeorar indiscriminadamente nuestra calidad de vida.

¿Cuál es nuestra recomendación? En primer lugar, come de forma saludable, evita tóxicos como el alcohol o el tabaco, realiza ejercicio físico y mantén una microbiota sana. No descartes el cuidado de tu salud emocional como parte del tratamiento. Algunas prácticas de relajación o reducción del estrés como la meditación, el yoga o el *mindfulness* pueden hacer que tus síntomas digestivos mejoren sorprendentemente.

Sobrecrecimiento Bacteriano Intestinal (SIBO)
e intolerancia a la fructosa

En los últimos años se ha venido observando que los síntomas de malabsorción de fructosa pueden estar relacionados con desórdenes, en este sentido causados de forma secundaria por la presencia anormal o descontrolada de microorganismos en otros lugares distintos de nuestro intestino grueso.

Cuando hablamos de Sobrecrecimiento Bacteriano o SIBO, nos referimos a una colonización bacteriana anormal del tramo final del intestino delgado. En este último, el ambiente es distinto y hay muchos nutrientes todavía sin absorber, por lo que encuentran un entorno idóneo para fermentar azúcares, generar gases y provocar síntomas digestivos desagradables similares a los que aparecen en la intolerancia a la fructosa.

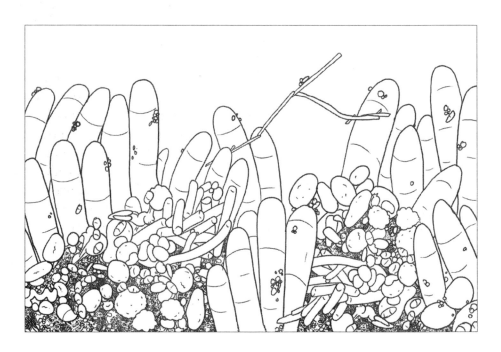

Una de las causas por las que toda esta población microbiana puede instalarse sin permiso en nuestro intestino delgado es tener entrada libre desde arriba. Por ejemplo, una baja secreción de ácido clorhídrico en el estómago (hipoclorhidria) puede provocar el fácil acceso de algunos indeseados que se aposentan por conveniencia en la zona donde más nutrientes abundan sin absorber.

El abuso de medicamentos que bloquean las secreciones ácidas, como los archiconocidos y ampliamente extendidos "protectores de estómago" o algunos fármacos que impiden los movimientos peristálticos, pueden provocar esta situación fácilmente.

De modo que, antes de considerar una posible malabsorción de fructosa, se debe descartar un SIBO. La mejor forma de averiguar si existe presencia de estos microorganismos en el intestino delgado es mediante una prueba de aliento llamada *test de lactulosa*, que mide la cantidad de gas que se produce. Si dicha prueba da positivo, el tratamiento adecuado consiste en la toma de ciertos antibióticos junto con una dieta baja en hidratos de carbono fermentables para reducir síntomas.

¿Y luego qué? Una vez finalizado el tratamiento antibiótico, se recomienda restaurar las bacterias beneficiosas, porque los antibióticos no son selectivos y destruyen tanto las bacterias malas como las buenas. Por último, dado que el SIBO está vinculado con un aumento de la permeabilidad intestinal resulta muy positivo añadir algún tratamiento adicional, por ejemplo, glutamina o quercetina, para recuperar la capacidad funcional de esta barrera protectora y nutricionalmente vital. Para ello, un Dietista-Nutricionista especializado podrá asesorarte de forma más concreta y determinar qué sustancias pueden ser favorables para cada caso.

Diagnóstico de la intolerancia a la fructosa

Como hemos visto, la presencia de fructosa en el colon resulta un exquisito manjar para nuestra microbiota, que sin dudarlo un segundo comienza a fermentarla generando los dichosos gases y cambios de fluidos. Sabiendo esto, la prueba médica mejor contrastada hasta la fecha para el diagnóstico diferencial es el test de hidrógeno en aliento o espirado donde, tras la ingesta de una determinada cantidad de fructosa diluida, se determinan los niveles de hidrógeno, metano y otros gases generados.

Actualmente existen 3 métodos validados que se pueden utilizar como diagnóstico de intolerancia o malabsorción a carbohidratos. Cabe decir que en este capítulo se pretende dar información general de interés sobre cómo pueden y cómo no deben diagnosticarse las intolerancias, pero en ningún caso sustituye el debido diagnóstico y valoración realizados por un médico especialista.

Test de hidrógeno espirado o test del aliento

Analizan tanto el hidrógeno como el metano producidos por las bacterias. Esta prueba se basa en el principio que determina que no hay producción de hidrógeno ni metano por parte de nuestras células humanas, sino que solo tienen capacidad de producirlo algunas de nuestras bacterias intestinales. Es el método de diagnóstico de elección para determinar si existe una intolerancia o malabsorción a carbohidratos como la lactosa, la fructosa y el sorbitol.

En condiciones normales, dentro de nuestro tubo digestivo hay cierta cantidad de gases, sobre todo nitrógeno, aunque también encontramos algo de oxígeno, dióxido de carbono, hidrógeno y metano. En estado de buena tolerancia, dicha producción de gas se mantiene en un nivel normal y controlado, porque no hay sobrefermentación.

Sin embargo, no ocurre lo mismo cuando se establece una malabsorción, ya que no solo hay un mayor volumen de gases formados, sino que además los niveles de metano e hidrógeno aumentan mucho más de lo habitual. Como parte del gas intestinal puede absorberse y viajar a través de nuestra sangre hasta llegar a los pulmones, los gases de nuestro aliento serán proporcionales a los que se formen en nuestro colon.

Este tipo de test también se utiliza para determinar factores como la velocidad del tránsito intestinal o el SIBO. Son relativamente sencillos, rápidos y no invasivos, y están indicados tanto en niños como en adultos, y mujeres embarazadas. A modo de excepción, esta prueba está contraindicada en el caso de que se sospeche de un caso de intolerancia hereditaria a la fructosa o antecedentes de hipoglicemia, dado que puede tener complicaciones severas y llegar a comprometer la vida.

Entonces, tan solo debemos acudir a un centro especializado para que nos realicen la prueba, y listos, ¿no? Sí, pero ¡cuidado! Dado que queremos un resultado fiable, para la preparación de la prueba se deben tomar una serie de precauciones con tal de evitar falsos negativos que interfieran el diagnóstico. A continuación, te mostramos las indicaciones previas básicas que, con mayor evidencia y nivel de conformidad, se han establecido como consenso para este tipo de test. Sin embargo, podemos encontrarnos con indicaciones adicionales según laboratorios y contextos, referentes a la higiene de la boca o relativos a la toma de suplementos probióticos, entre otras. No obstante, faltan estudios concluyentes para determinar las condiciones idóneas para la prueba en población pediátrica, por ejemplo.

Indicaciones de preparación previas al test de hidrógeno en aliento (diagnóstico de intolerancia a fructosa, lactosa, sorbitol y diagnóstico de SIBO)
• No se debe haber tomado antibióticos en las cuatro semanas previas a la prueba.
• Suspender cualquier suplemento de fibra o laxante desde una semana antes.
• El día de la prueba se debe acudir en ayuno alimentario de 8-12 horas. Sí se puede beber agua.
• No fumar en horas previas a la prueba ni durante su transcurso.
• No beber alcohol durante 24 horas antes a la prueba.
• No practicar ejercicio físico desde la noche anterior a la prueba ni durante la misma.
• Se debe seguir una dieta libre de hidratos de carbono fermentables durante el día anterior a la prueba. No se podrán tomar alimentos como legumbres, salvado, cereales o alimentos ricos en fibra como fruta y verduras fermentables: cebolla, ajo, coliflor, coles, puerro. Sí se permite tomar carne, pescado, huevos, jamón dulce o serrano, caldos vegetales o animales e infusiones.
• El día mismo de la prueba se pueden tomar medicamentos, excepto laxantes, antibióticos y vitaminas.

Tabla 2. Consideraciones previas al test de aliento para intolerancias. Adaptado de American College of Gastroenterology. The North American Consensus, *2017.*

Este es un ejemplo de dieta que puedes seguir el día previo a la prueba:

- Desayuno: Huevo revuelto con jamón cocido extra. Infusión de jengibre.
- Comida: Arroz blanco bien cocido (poca cantidad) salteado con cúrcuma y pollo a la plancha.
- Cena: Tortilla francesa con atún y caldo de pollo suave (sin pasta ni verduras).

Líquidos que puedes tomar: agua, infusiones y tés sin edulcorantes ni azúcares.

Versión vegetariana: sustituir las fuentes de proteína animal (carne, pescado y huevos, en su caso) por alternativas vegetarianas como el tofu firme (estilo japonés), *tempeh* (sin superar la ración de 100 g) o seitán (aunque este no puede considerarse proteína completa; pensemos que es una limitación puntual) preparados a la plancha.

Ahora sí: La prueba paso a paso

Como te hemos comentado, es una prueba muy sencilla que consiste en soplar por un tubo o cánula que va conectado a una maquinita o analizador de gases. Al llegar al laboratorio o clínica y tras ponerte cómodo, normalmente te piden que soples una primera vez antes de comenzar con el test. Esta primera medición toma una muestra basal de los gases de tu intestino sin ninguna interferencia externa y da una idea del estado inicial. Si has seguido las consideraciones previas de forma adecuada, el resultado basal debe ser inferior a 10 ppm (diez partes por millón). Si de lo contrario es superior, significará que hay algún factor externo que se nos puede haber pasado por alto o tal vez esto sea indicador de un posible SIBO.

Siguiendo con el protocolo habitual, a posteriori suelen darte un vasito con agua en la que han diluido una cantidad de fructosa conocida y que debes tomarte en no más de 5 minutos. Más o menos, se recomienda ingerir alrededor de 25 g disueltos en 250 ml de agua (aproximadamente 1 miligramo de fructosa por kilo de peso, por cada 10 mililitros de agua).

A partir de aquí, sabremos la verdad. Esa fructosa irá avanzando a lo largo de tu sistema digestivo y, en caso de padecer malabsorción, probablemente terminará dando los inoportunos síntomas.

La fructosa no absorbida tardará entre 90 y 100 minutos en llegar al intestino grueso. Suelen pedirte que te quedes en el mismo laboratorio o en la salita de espera de la clínica, porque van tomando muestras de tu aliento cada 30 o 60 minutos y registrando la evolución de los gases que se van formando (en caso de que los haya). Por norma general, se da el test por finalizado cuando han pasado unas 3-4 horas (incluso hasta 8 horas para personas con tránsito intestinal lento), o bien si ya en las primeras horas se ha detectado claramente un resultado claro que anuncie el diagnóstico (valores superiores a 80 ppm).

Informe de resultados en mano: ¡que alguien me lo explique, por favor!

Normalmente suelen realizar el informe clínico al momento, en el que suelen indicar si el resultado ha sido positivo o negativo. Lo ideal es que incluyan también las tablas en las que se podrá observar la curva o la evolución de los distintos gases analizados en el tiempo. Si en tu informe no se incluyen, solicítalo.

Valores superiores a 20 ppm de hidrógeno por encima del nivel basal (o bien, aumento de 10 ppm en dos muestras consecutivas) se consideran positivos, aunque siempre deben ir acompañados de síntomas. En cuanto al metano, valores superiores a 10 ppm ya pueden indicar un resultado positivo.

Incrementos de 20-40 ppm	Malabsorción leve
Incrementos de 40-80 ppm	Malabsorción moderada
Incrementos de más de 80 ppm	Malabsorción severa

Es importante recordar que es posible que se desarrollen síntomas durante la prueba o que, de lo contrario, no los haya. Para establecer un diagnóstico de intolerancia es preciso que la elevación de gases vaya acompañada siempre de síntomas asociados.

¿Son los tests del aliento suficientemente fiables como prueba diagnóstica?

Todas las pruebas médicas tienen sus limitaciones y esta no iba a ser la excepción. De hecho, existen algunos estudios que indican que hay varios factores que pueden alterar los resultados de forma muy importante y que este tipo de test de aliento no siempre resulta fiable ni precisa. No obstante, de momento es el mejor método de diagnóstico conocido.

El problema está en que a veces podemos obtener un resultado contrario al real, es decir, podemos obtener un falso negativo (cuando en realidad sí existe, pero no aparece en la prueba) o a un falso positivo (cuando en realidad no hay intolerancia, pero sale positivo en la prueba).

Ya hemos comentado que cada individuo posee una microbiota distinta y esto aumenta la variabilidad individual en la respuesta a este tipo de pruebas. Del 10-20% de las personas tienen una población microbiana metanogénica, es decir, que se decanta por producir mucho más metano que hidrógeno. Entonces, aunque sí haya malabsorción y se incrementen los niveles de metano, si en el aliento solo se mide la secreción de hidrógeno, obtendremos un falso negativo. Algunos estudios incluso aconsejan añadir también la medición de dióxido de carbono por la misma causa, aumentando así la fiabilidad de la prueba.

La presencia de SIBO puede confundir el resultado, ya que puede dar lugar a valores basales de gases elevados. Por otro lado, las personas que padecen de tránsito intestinal muy lento no tendrán llegada de fructosa al colon hasta más allá de las 4 horas posteriores a su ingesta, por lo que pueden dar falso negativo durante la mayor parte del transcurso del test.

Si la persona no ha seguido las recomendaciones y ha tomado fármacos como antibióticos o laxantes, es posible que la actividad de la flora intestinal esté mermada o "atontada", por lo que no reaccionará como se espera y no se formará gas durante la realización del test.

Una cena previa a la prueba demasiado alta en fibra también puede provocar un mayor incremento de gases. Por ello se recomienda realizar la prueba con un ayuno previo de 12 horas. En cambio, fumar o practicar deporte en horas cercanas al test puede reducir de forma significativa el nivel de hidrógeno y provocar un falso negativo.

Test de tolerancia oral

Funciona determinando el grado de aumento de nuestro azúcar en sangre (la glucosa) a medida que vamos transformando la fructosa, y lo compara con la cifra inicial.

Normalmente, tras la ingesta de glúcidos (como la fructosa o la lactosa) nuestra glucosa sanguínea suele aumentar en 20 mg/dl sobre la cifra inicial o basal. Si este incremento esperado no ocurre, puede indicar que el carbohidrato ingerido no se está absorbiendo y no está llegando a sangre, cosa que puede significar presencia de una malabsorción.

Este test resulta menos interesante, en primer lugar, porque es menos sensible y específico comparado con el test de hidrógeno espirado o del aliento, además de que resulta más invasivo, porque conlleva una serie de extracciones sanguíneas consecutivas para ir midiendo dicha glucemia. Nada práctico para el sistema de salud, ni para los pacientes.

Biopsia del intestino delgado

Se utiliza en algunas ocasiones que requieren acabar de confirmar el resultado generado por el test de hidrógeno espirado. Consiste en extraer una pequeña muestra de tejido del intestino delgado para examinar posibles alteraciones estructurales que puedan afectar al funcionamiento del metabolismo de los carbohidratos.

No es el método por excelencia debido a que no siempre la estructura y funcionalidad de esa muestra refleja exactamente la actividad metabólica global de nuestro sistema digestivo a esa sustancia. Además es invasivo y requiere sedación.

Y tras este intenso pero importante y, esperamos, provechoso capítulo, continuamos en nuestro empeño de darte luces en este camino de sombras, aclarando las ideas para que consigas vivir feliz siendo plenamente consciente de tu situación y todo lo que la envuelve.

5. EDULCORANTES ARTIFICIALES E INTOLERANCIA AL SORBITOL

Con una tercera parte de este libro recorrida, probablemente tengas ya una visión más amplia del problema que gira entorno a los azúcares fermentables y su efecto sobre nuestro sistema digestivo.

Tales efectos conviven dentro de una alimentación occidental, propia de una sociedad que se preocupa por reducir calorías, pero sin limitar un ápice la ingesta de dulce. Desde hace varios años, muchos laboratorios han trabajado para desarrollar compuestos alternativos al azúcar en función de la característica deseada, ya sea para uso culinario, tecnológico o sensorial. Haciendo un resumen de lo que hoy en día encontramos en el mercado, podemos decir que existen dos tipos principales de sustitutos del azúcar: los alcoholes de azúcar, o polialcoholes, y los edulcorantes intensivos.

Si vamos a un supermercado (el primero que se nos ocurra servirá) y nos adentramos en sus pasillos, nos daremos cuenta enseguida de que cada vez son más los fabricantes que optan por crear versiones *light*, sin azúcares o bajas en calorías, con el fin de ofrecer alternativas menos calóricas (¡ojo!, menos calóricas no significa más sanas). Desde el punto de vista de un nutricionista, siguen siendo cosas comestibles repletas de ingredientes o aditivos que hacen que eso atraiga, guste y pueda comercializarse como tal. ¿Crees que una galleta sin azúcar o sin grasa y sin nada que los sustituya podría a penas masticarse?

Pero lamentablemente sigue triunfando el dulce. Muchas personas tienen el paladar tan increíblemente saturado y las señales gustativas tan sobreestimuladas, que casi no saben reconocer el dulce natural de una manzana. El sabor propio de la fruta ya no se percibe como normal ni suficiente, y se tiende a necesitar más intensidad.

Azúcar como ingrediente tecnológico

En el capítulo 2 vimos con detalle el uso, la función y la digestión de los azúcares en nuestro cuerpo. Lo que no te explicamos es su comportamiento en los alimentos, del que derivan funciones tecnológicas muy interesantes para la industria alimentaria (razón principal por la que hoy en día existen tantísimos tipos de azúcares distintos).

Desde un punto de vista químico, sabemos que cuanto más corta es una cadena de azúcares, mayor poder endulzante tiene. Al contrario, cuanto más larga es una cadena de azúcares, hablamos de oligosacáridos y polisacáridos, posee menos poder endulzante. Así pues, la glucosa y la fructosa tienen un sabor mucho más dulce que los almidones y el glucógeno.

Además de aportar dulzor y energía para nuestras células, los azúcares simples también poseen la capacidad de interactuar con otros ingredientes, retener humedad, cristalizar, fundirse o generar reacciones químicas culinarias tan interesantes como la caramelización o la reacción de Maillard.

Debemos recordar entonces que estas cualidades les hacen ser como son y que son inherentes a ellos. No podemos tener una cualidad y despreciar la otra. En ese sentido, si queremos endulzar con azúcar común o, por ejemplo, cuando queremos que nuestro bizcocho casero nos quede esponjoso y con ese color, sabor y olor a tostado tan característico, sí o sí tendremos que asumir un dulce aporte calórico extra.

Dicho esto, vayamos a lo fácil. Ideemos sustancias edulcorantes alternativas al azúcar y todo solucionado. Todo rico y dulce, pero sin calorías, ¿no?

Bueno, no es tan fácil. Y en muchas ocasiones, igual de insano.

Edulcorantes polialcoholes

Hablamos de sustancias que, al igual que los azúcares, tienen estructuras complejas y también pueden ser metabolizadas por nuestro organismo, pero no son tan digeribles como los primeros. Los podemos identificar por sus nombres terminados en *-ol*.

En la naturaleza podemos encontrar alimentos que contienen cierta cantidad de polialcoholes, por ejemplo, tienen sorbitol algunas frutas y verduras como la pera, la manzana o las uvas pasas, mientras que podemos encontrar manitol en setas y aguacate. Si somos consumidores de procesados o "cosas comestibles", también los ingeriremos en forma de aditivos por esta vía.

Más adelante te hablamos sobre por qué los encontramos hasta en la sopa (de sobre, claro).

EFECTO DE LOS POLIALCOHOLES EN NUESTRA SALUD

Al ingerir polialcoholes o azúcares alcohol solo una parte de estos puede ser absorbida por nuestro sistema digestivo. ¿Y qué ocurre con el resto? La fracción de polialcohol no absorbida sigue viajando por nuestro intestino delgado hasta llegar al intestino grueso o colon. Y aquí ocurre lo mismo que con el exceso de fructosa, y los polialcoholes comienzan a ser fermentados generando similares consecuencias.

Además de la propia variabilidad individual, estudios recientes han observado que no todos los polialcoholes generan el mismo efecto en el intestino humano, y que el tamaño de su molécula influye bastante en el riesgo de padecer más o menos dolencias gastrointestinales.

El sufijo *-ol*, por el que se identifican los polialcoholes, hace referencia a los extremos hidroxilos (-OH) que presentan en su estructura. La cantidad de grupos hidroxilos que contengan determinará el grado o capacidad de absorción. A mayor tamaño, más número de estos extremos, y mayor dificultad para absorberse, y, por tanto, mayor capacidad de provocar síntomas intestinales.

En este sentido, si ordenamos los polialcoholes de menor a mayor según la probabilidad de generar síntomas intestinales, el ránking es el siguiente:

> Eritritol < Xilitol < Sorbitol < Manitol

Como ves, sorbitol y manitol son los más implicados en el desarrollo de este malestar intestinal. Y no solo son los peores de la pandilla, sino que sobre todo el sorbitol es uno de los que más extendido está en nuestra dieta. Frutas de pomo como la manzana y la pera, y rosáceas como el melocotón, los albaricoques, la nectarina y las ciruelas contienen sorbitol de manera natural.

Entonces, ¿podría el eritritol ser un candidato plausible por ser el menos problemático? Una investigación publicada en la prestigiosa revista científica *British Journal of Nutrition*, que estudiaba el metabolismo y efecto del consumo de diferentes polialcoholes, observó que el eritritol es el menos fermentable y durante más tiempo, y queda absorbido casi en un 90% en nuestro intestino delgado. Esto nos lleva a pensar que posiblemente pueda ser una alternativa en individuos con alteraciones digestivas, aunque debemos ser prudentes, y críticos, en el buen sentido de la palabra. Reconocer la matriz en la que se encuentran este edulcorante, es decir, si procede de una fuente natural o, de lo contrario, estamos delante de un producto procesado por la industria. La cosa cambia, y más, cuando existen factores individuales que hay que tener en cuenta.

En lo que respeta a cómo lo utiliza el cuerpo, se ha visto que su absorción no mejora cuando es consumido en presencia de glucosa, incluso parece que empeora cuando se hace junto con alimentos ricos en fructosa. Es decir, si consumimos polialcoholes como el eritritol, junto con glucosa o fructosa, podemos igualmente padecer de síntomas e incluso que estos sean más severos de lo habitual.

Polialcoholes hasta en la sopa: ¿por qué los encontramos en tantos productos alimenticios?

Y al fin llegamos al quid de la cuestión. Los polioles (sobre todo sorbitol, eritritol, xilitol y manitol) no dependen de la insulina para ser metabolizados, son muy bajos en calorías y tienen propiedades tecnológicas muy interesantes (jugosidad, dulzor, mayor vida útil o alargamiento de caducidad). Razones suficientes como para que sean los edulcorantes de elección por parte de la industria alimentaria y farmacéutica.

Poseen un aporte calórico muy bajo (alrededor de 2,4 kcal por gramo). En muy poca cantidad tienen un poder edulcorante inferior a la sacarosa, cosa que nos permite añadirlos con otra finalidad distinta a la de endulzar, sin aportar su dulce sabor. Por ejemplo, esto resulta una ventaja cuando se pretende retener mejor la humedad en un jamón dulce, pero sin que sepa dulce. ¿Te has fijado que mucha charcutería industrial (jamón cocido, jamón de pavo, mortadela, chóped...) contiene polioles? Con ello consiguen abaratar costes al reducir la cantidad necesaria de carne, manteniendo una buena textura sin alterar el sabor. Productos de la vida cotidiana en los que no nos paramos a pensar, y sin embargo vemos que la calidad sí es importante.

También se encuentran formando parte de muchos productos en los que interesa que mantengan una textura jugosa, tierna, que no se sequen o que no formen cristales, incluso en los productos congelados como helados o cremas. ¿Has probado a dejar un pastelito industrial al aire libre durante días? Es increíblemente duradero...

Y no acaba aquí la cosa. Los polialcoholes son capaces de aumentar el volumen, dar viscosidad o mejorar la palatabilidad, sin aumentar demasiado el valor calórico. En los yogures sin azúcar se suelen añadir como edulcorantes de elección para darles textura cremosa (cosa que no conseguiríamos con una sacarina, por ejemplo). Conclusión: el objetivo final se consigue, un yogur desnatado edulcorado con polioles se vende más.

Desde una perspectiva más industrial, la creación de un nuevo producto alimentario o la mejora de uno ya existente suele perseguir objetivos comerciales que lo hacen mejor, pero sobre todo que hacen que se venda más. No solo abaratar costes, sino también puede interesar alargar su vida útil, hacerlo funcional, mejorar las características organolépticas o incluso adaptarlo a la legislación vigente.

Sea como fuere, lo de "bueno, bonito y barato" suelen ser tres de las premisas más perseguidas por la industria alimentaria. Y aunque a los nutricionistas nos duela reconocerlo, esto es 100% fruto de la demanda social.

POLIALCOHOLES EN MEDICAMENTOS Y PRODUCTOS FARMACÉUTICOS

Dado que el sorbitol, el maltitol o similares aportan un buen sabor dulce sin sumar calorías ni subir el azúcar en sangre, también suelen ser escogidos por parte de la industria farmacéutica. Por ejemplo, normalmente los que encontramos dentro de pastillas efervescentes, sobres para disolver con sabor a frutas, sustitutivos dietéticos, productos farmacéuticos "sin azúcar", caramelos para la garganta, jarabes para la tos, etc.

Además, no son cariogénicos, es decir, no producen caries, porque no pueden ser utilizados por las bacterias de nuestra boca. De hecho, ciertos polialcoholes como el xilitol suelen utilizarse en productos de higiene bucal porque son capaces de proporcionar sensación de frescor en la boca. Esta propiedad se debe a una reacción química por calor de disolución, que se traduce en ese efecto mentol o refrescante típico de pastas de dientes, geles, enjuagues bucales y chicles con efecto *fresh*.

Los polialcoholes también se usan en la industria de los cosméticos. Muchas cremas, geles o medicamentos de uso tópico los contienen. Aunque las autoras de este libro no nos hemos encontrado con ningún caso, y la bibliografía consultada no muestra suficiente evidencia de su prevalencia faltando estudios para establecer el mecanismo de acción claro, sabemos que existen algunos casos de intolerancia severa al sorbitol en los que también se debe tener presente la cantidad que puede entrar en el organismo mediante esta vía.

Otros edulcorantes que no son polialcoholes

A parte de los polialcoholes, en el mercado podemos encontrar otro gran grupo de edulcorantes artificiales: los edulcorantes intensivos.

Los llamamos así porque tan solo con una mínima cantidad que se añada, consiguen superar el poder edulcorante del azúcar hasta 1.000 veces, sin aportar calorías. ¡Imponente!, ¿no crees? Pero... ¿es necesario?

A este grupo pertenecen el aspartamo, el ciclamato, el acesulfamo potásico o la sacarina. Tampoco producen caries por lo que, además de en productos alimentarios, también podemos encontrarlos fácilmente en algunos medicamentos y productos farmacéuticos. Normalmente los encontramos combinados, por ejemplo, acesulfame y sacarina o aspartame y ciclamato, porque pueden tener cierto retrogusto artificial y es preferible combinar dos en menor cantidad que excederse en la dosis solo de uno.

Si bien es cierto que poseen una alta intensidad de dulzor con un aporte de calorías prácticamente nulo, ni los polialcoholes ni los edulcorantes intensivos por sí mismos son capaces de emular al 100% todas y cada una de las propiedades tecnológicas que sí tienen los azúcares. Por ello, normalmente requieren su combinación con otros aditivos o ingredientes que sustituyan esta función (por ejemplo, hidrocoloides, reguladores de pH, etc.).

LA INTOLERANCIA AL SORBITOL

La intolerancia al sorbitol está casi tan extendida como la de la fructosa o la lactosa. Lo cierto es que, en muchas ocasiones, se padecen varias de forma simultánea. Es muy probable que seas una de las muchas personas que además de la fructosa debe tener cuidado también con el sorbitol y sus primos hermanos. Por esa razón, hemos querido dedicarle una mención especial.

Tanto si eres intolerante al sorbitol como si además lo eres también a la fructosa tu sistema digestivo va a agradecerte que lo apartes de tu vida (al menos el de origen artificial). Es así, y lo cierto es que no nos aporta nada positivo resultando ser totalmente prescindible en nuestra dieta.

Ya hemos visto que lo encontramos en ciertas frutas y verduras de manera natural. Sin embargo, el que se añade a los productos procesados se fabrica de forma industrial a través de la modificación química de la glucosa. Legalmente está calificado como aditivo alimentario, con el código E-420 en los países de la Unión Europea.

La percepción personal de los efectos de los polialcoholes puede ser diversa, ya que cada individuo puede responder de forma distinta. Además, el tipo de sintomatología que puede aparecer va a depender también de la cantidad de polialcoholes que se ingieran de una vez, el tipo de polialcohol que se ingiere y los demás alimentos que se tomen junto a él.

En este sentido, cuando comemos un alimento que contiene polialcoholes pueden ocurrir dos cosas. La primera es que el tiempo total de tránsito intestinal se alarga más de lo habitual. Y la segunda es que, cuando logran llegar al intestino grueso, comienzan a ser fermentados por nuestras bacterias intestinales.

Al igual que ocurre con la fructosa, esta producción de gas derivada de esa sobrefermentación puede ir acompañada por otras alteraciones. Al seguir avanzando lentamente por nuestro tubo digestivo, los polialcoholes retienen y arrastran cierta cantidad de agua (más agua cuanto mayor sea el tiempo de permanencia dentro de nuestro tubo digestivo). De modo que, no solo padeceremos gases y distensión abdominal, sino que también podemos notar aumento en nuestra frecuencia de deposiciones, y en la consistencia de las heces llegando a sufrir diarrea.

Así pues, la sintomatología de una intolerancia al sorbitol es muy semejante a la de la intolerancia a la fructosa que, además de gases, distensión y diarrea, puede estar acompañada por dolor abdominal, pinchazos, malestar estomacal (estómago revuelto, náuseas), sensación de plenitud o de empacho, ruidos y movimientos intestinales.

Las digestiones pueden volverse más lentas e incluso podemos sentir que a media tarde todavía no hemos digerido nuestro almuerzo. ¿Te ha ocurrido alguna vez?

En la práctica, el tiempo transcurrido entre la ingesta de sorbitol y la aparición de síntomas puede variar de 30 minutos a 3-4 horas, por lo que sí es posible que lo que hayamos comido en el desayuno nos pase factura en el almuerzo.

Algunas veces la enorme producción de gas sumada a la propia inflamación intestinal hace que nuestra barriga crezca y se vuelva redonda y dura. Literalmente es como si estuviéramos embarazados de 6 meses, con el vientre hinchado y la incómoda sensación de sentirse muy pesado.

¿Qué es lo que ocurre si consumimos fructosa y sorbitol simultáneamente?

La fructosa y el sorbitol utilizan el mismo tipo de transportador celular, por lo que en cierto modo si los tomamos a la vez generamos competencia. La ingesta de sorbitol incluso a dosis bajas (de 5 o 10 gramos) es suficiente para notar la aparición de síntomas desagradables.

Así pues, si eres intolerante a la fructosa, te recomendamos que limites la ingesta de sorbitol por ser un factor agravante de sus síntomas.

Si una persona no es intolerante al sorbitol, ¿puede consumirlo tanto como quiera?

No, en absoluto. En todas las personas, sean o no intolerantes, dosis elevadas de polioles pueden tener efecto laxante y provocar diarrea, ya que siguen sin ser sustancias digeribles por el intestino humano (alrededor de un 70% de las personas sanas no llega a absorber ni un 10% del poliol ingerido) y cualquier exceso puede resultar problemático.

Nuestro sistema digestivo solo es capaz de absorber una pequeña cantidad de polioles de golpe, aproximadamente de unos 20-25 gramos por toma. Si nos pasamos, lo más probable es que acabemos padeciendo diarrea (efecto laxante). En la siguiente tabla se muestran las dosis máximas toleradas para adultos sanos no intolerantes al sorbitol.

0,24 g/kg en caso de hombres (18 g para hombre de 70 kg)
0,17 g/kg en caso de mujeres (9-10 g para mujer de 55 kg)

Causas y diagnóstico de la intolerancia al sorbitol

Tal como ocurre con la fructosa, también podemos tener una intolerancia al sorbitol de tipo primario o secundario, que provoca la ausencia o la baja presencia de los transportadores GLUT5 (recuerda que fructosa y sorbitol usan el mismo tipo de compuerta para acceder al interior de la célula).

La intolerancia al sorbitol más frecuente en nuestra población es la que se genera como consecuencia de un desequilibro en nuestro entorno digestivo, ya sea por lesión del epitelio intestinal, intestino permeable, SIBO, estrés o disbiosis, de los que ya te hemos hablado.

En este sentido, una infección, el uso de ciertos medicamentos, el abuso de laxantes o la existencia de algunas enfermedades de base (enfermedad inflamatoria intestinal, celiaquía diagnosticada o sin diagnosticar, SII, cáncer...) puede contribuir a su aparición. Si tenemos un intestino sensible y ya padecemos alguna intolerancia, es posible que desarrollemos también una malabsorción al sorbitol consecuencia de la inicial.

De igual modo que en la intolerancia a la fructosa, el mejor método de diagnóstico de una intolerancia al sorbitol es el test de hidrógeno espirado o test del aliento. Aunque es menos frecuente, también se puede diagnosticar mediante el test de tolerancia oral midiendo la curva de glucemia.

Anteriormente hemos visto cómo funcionan este tipo de tests, las recomendaciones previas y cómo interpretar sus resultados. La prueba transcurre exactamente igual aunque, en este caso, lo que te dan a tomar es un vasito con una solución de sorbitol con concentración de 0,25-0,50 mg/kg de peso.

Buscando un endulzante sano: el caso de la estevia

¿Estevia sí o estevia no? Existe mucha confusión en cuanto a si es o no saludable. Muchos creen que es "natural", inocua y, lo que es peor, alternativa saludable al resto de opciones endulzantes.

Siguiendo la línea de un artículo publicado en diciembre de 2015 en la edición digital de *La Vanguardia*, parece que esto de la estevia se nos ha ido un poco de las manos. Simplemente está de moda. Lo que está todavía por ver es si realmente posee alguna propiedad beneficiosa para la salud, ya que actualmente no se dispone de suficiente literatura científica para que podamos efectuar afirmaciones inequívocas al respecto.

En primer lugar, hay que distinguir el formato de uso de esta sustancia. No es lo mismo usarla en su forma original, hirviendo las hojas desecadas, extrayendo así cierto sabor dulzón con matices de regaliz, que usarla en forma de pastillita.

Ambas nos servirían para endulzar una infusión o un bizcocho, aunque claramente la que más se utiliza es la artificial o la sintetizada en laboratorio.

Lo que no es para nada cierto es que sea una opción más sana. Consumir estevia en forma de pastillitas blancas o gotitas edulcorantes, natural, natural, no es… ¿no te parece?

De hecho, cuando se comercializa de esta manera lo que contienen son los glucósidos de esteviol (sí, has oído bien, acaba en -*ol* y es de la misma familia de polioles que el sorbitol) y legalmente son declaradas como aditivo alimentario número E-960.

Si eres intolerante a la fructosa o al sorbitol, y creías que utilizando estevia estabas a salvo de padecer síntomas, lamentamos decirte que ocurrirá precisamente lo contrario.

Pero, ¿no era verdad eso de que la sacarina es mala para la salud y que es mejor usar estevia? Bien, este tema nos daría para otro libro entero, así que intentaremos ser breves. Lo cierto es que todos y cada uno de los aditivos alimentarios aptos para uso y comercio en Europa han sido debidamente aprobados tras cumplir con estrictas condiciones de seguridad alimentaria. La gran mayoría disponen de dosis máximas permitidas y raramente sobrepasamos la dosis individual de un aditivo en nuestra dieta. Pero que se dosifiquen en los productos alimentarios en cantidades seguras y respetando la legislación vigente no significa que no exista riesgo para la salud. El problema más bien procede del elevado consumo de procesados y ultraprocesados a los cuales se añaden. Culpar o demonizar a los aditivos como única causa problemática no es lo justo, y debemos valorar el estilo de vida en su conjunto.

Si todavía insistes en buscar una sustancia endulzante que no genere riesgos para tu salud, pierdes el tiempo. El consumo de alimentos y bebidas bajos en calorías, dulces y altamente palatables, sigue propiciando esa sensación de apetito incrementado por el dulce.

Reeduca tu paladar, vuelve a reconocer los sabores dulces naturales y deja de sobreestimular tus papilas gustativas. Aprende que un yogur es ácido, que el café es amargo y que al requesón no le hace falta miel (no por necesidad, aunque sí por tradición). Minimiza al máximo el consumo de cosas comestibles (procesados y ultraprocesados) y basa tu alimentación en alimentos frescos, de proximidad y de temporada. Y si estás pensando en que puede estar fuera de tu alcance económico, te animamos a que lo pruebes para que te des cuenta de que no tiene por qué ser así si planificas bien tu compra semanal.

Una vez entendemos cómo actúan los diferentes tipos de azúcares y los mecanismos por los que pueden llegar a alterar la integridad de nuestro complejo, pero apreciado sistema digestivo, en las siguientes páginas damos el salto para pasar a la acción. Es hora de darte el conocimiento y las herramientas para ayudarte a gestionar tu condición.

6. PLAN DIETÉTICO EN INTOLERANCIA A LA FRUCTOSA (PRIMERA FASE)

Comencemos con el plan dietético.

Es habitual que al principio nos surjan dudas o que sintamos frustración o desorientación por no saber qué comer, pero por ello estamos aquí. Resulta más fácil si sigues unas directrices paso a paso que vayan aclarando el camino y en eso ¡vamos a echarte un cable!

Sea como sea: come comida real, no cosas comestibles

Ante todo, y sea cual sea el objetivo dietético, es importante que bases tu alimentación en comida real. Esa debe ser la prioridad en cualquier caso y, aunque en esta primera fase haya mucha comida real limitada (de forma temporal), nunca va a ser positivo sustituir su ausencia con productos procesados.

¿Qué entendemos por comida real?

Tal y como la define Carlos Ríos, Dietista-Nutricionista impulsor del movimiento *Realfooder*, la comida real constituye todos aquellos alimentos que han sido mínimamente procesados o cuyo procesado no ha afectado de forma negativa a la calidad, propiedades o composición nutricional del mismo.

Así pues, son *comida real* las verduras, las hortalizas y las frutas frescas, los frutos secos y las semillas crudas o tostadas, las legumbres, el pescado, la carne y el marisco sin procesar, los tubérculos, los granos y los cereales enteros y sus harinas (100% integrales), los huevos, la leche fresca (o pasteurizada), las hierbas aromáticas y las especias, el café y las infusiones.

Siguiendo con la clasificación propuesta por Carlos Ríos, encontramos un segundo grupo de alimentos a los que denomina *buenos procesados*. Son aquellos alimentos reales que, aunque han sufrido cierto grado de procesado industrial, mantienen bastante bien las características nutricionales de origen. Por ejemplo, ciertas conservas (legumbre, algunas verduras o pescado enlatado), el aceite de oliva virgen extra, la leche UHT, los lácteos fermentados de calidad (yogur natural, kéfir, requesón, queso fresco...), el jamón ibérico de bellota, el chocolate negro >70% o el cacao puro en polvo, ciertas cremas, los purés de verduras u hortalizas envasadas, las bebidas vegetales sin azúcares añadidos o incluso la propia comida real que se comercializa congelada.

Por último, el tercer y peor grupo lo forman los *ultraprocesados*. Estos a los que llamamos "cosas comestibles" o el grupo de cosas que tu abuela no hubiera comido en sus tiempos.

No son comida real y no existen en la naturaleza de forma natural (los bollos fritos azucarados con un agujero en medio no crecen en los árboles). Fíjate en el etiquetado, podemos identificar un ultraprocesado cuando está compuesto por más de 5 ingredientes.

Son ultraprocesados todo el gran grupo de bollería y galletería (no, no hay galleta buena, por muy enriquecida en fibra, omega-3, avena o lo que sea), todo lo que lleve azúcar o edulcorantes añadidos (se salvan pocos...), las carnes y los pescados procesados (salchicha de Frankfurt, mortadela, palitos de mar...), el pan industrial (pan de molde, biscotes, falsos integrales...), los zumos, las bebidas azucaradas o edulcoradas, los lácteos azucarados, los precocinados o "listos para calentar o freír", las pizzas congeladas, los cereales de desayuno y las barritas de cereales, los dulces, las chucherías, los snacks, las salsas, etc.

Naturalmente, el objetivo buscado por parte de la industria alimentaria es que sean duraderos, bonitos, baratos, listos para consumir, atractivos y ultrapalatables (muy sabrosos, incluso adictivos). Como imaginarás, su fin es la venta, no la salud del consumidor, aunque a veces los mensajes *marquetinianos* puedan llevar a confusión y hacer parecer un producto como saludable, cuando en realidad no lo es.

Quizá te plantees lo de que "de vez en cuando no pasa nada" o seas de los que piensan que "hay que comer de todo". No es el objetivo principal de este libro ayudarte a conseguir eliminar esta clase de productos, aunque sí hay que recalcar, y de forma importante, que los nutricionistas desaconsejamos el consumo de ultraprocesados porque son insanos. Todos, sin excepción. Y de forma tajante.

El consumo de ultraprocesados sí genera efectos nocivos para la salud, dado que de forma habitual están compuestos por ingredientes de baja calidad nutricional, como las harinas refinadas (blanqueadas, sin la parte exterior del grano), grasas y aceites vegetales refinados (colza, palma, palmiste, girasol refinado, nabina...), azúcares añadidos en todas sus formas, nombres y sabores (fructosa, azúcar, dextrosa, sacarosa, jarabe de fructosa, maltosa, extracto de malta...), mucha sal y aditivos.

Además, su consumo nos aleja de una alimentación saludable, dado que, al ser aparentemente más económicos, estar mucho más accesibles y ser potencialmente sabrosos, pueden sustituir fácilmente el consumo de alimentos reales.

Sobre el tema hay mucha literatura científica y divulgativa y sobran razones para dejar de consumirlos. Pero siguen en la cresta de la ola. Tal como desarrolla Julio Basulto en un artículo publicado en 2015 para *Consumer Eroski*, se consumen entre 80 y 90 kilos de ultraprocesados por persona y año ¡Escalofriante! Los datos fueron extraídos del informe realizado el mismo año por el Instituto de Investigación Internacional de Política Alimentaria (International Food Policy Research Institute, IFPRI) bajo el nombre de *Global Nutrition Report*.

Y retomando el tema principal que nos ocupa, en muchas ocasiones los productos ultraprocesados contienen ingredientes conflictivos para una persona con intolerancia a la fructosa o sorbitol. Muchos llevan edulcorantes como el sorbitol o el maltitol o usan fructosa como azúcar principal o se etiquetan bajo el nombre de "sin azúcar", pero enmascaran sustancias no toleradas. Hablamos más sobre etiquetado de ingredientes y aditivos en el capítulo 11.

Si te hemos despertado el gusanillo y quieres saber más sobre el *Realfooding*, te recomendamos echarle un vistazo a su web www.realfooding.com.

Ahora sí que sí. Pongámonos manos a la obra: *El plan dietético*. Para una situación de malabsorción a la fructosa, la mejor estrategia dietética es dividir el camino en 3 fases distintas:

– Fase 1: la fase restrictiva, de eliminación o *reset* (capítulo 6)

– Fase 2: fase de reintroducción o testeo (capítulo 7)

– Fase 3: fase de por vida (capítulo 8)

Fase 1: de eliminación o *reset*

Es la fase inicial del tratamiento dietético, a la que llamamos *fase de eliminación* o *restrictiva*. Cuando estamos frente a una situación de malabsorción secundaria a otras alteraciones en la salud, es posible revertir el daño si dejamos "descansar" a nuestro intestino.

Ese es precisamente el principal objetivo de esta fase y es la más importante para que todo el plan funcione como está previsto. Por ello deberemos reducir o limitar cualquier aporte de fructosa, azúcares que contengan fructosa y azúcares alcohol o polioles, con el fin de dejar que sigan causando síntomas en nuestro intestino y que, por tanto, este pueda ir recuperando poco a poco su normalidad.

Puede resultarte un pelín compleja, por lo que puede serte muy útil la ayuda de un Dietista-Nutricionista especializado.

Eso sí. Seguir esta primera etapa de forma correcta implica tener buena disciplina, constancia y paciencia, dado que requiere eliminar de la dieta muchos alimentos que, a priori, pueden seguir provocando el malestar digestivo. Hay que reducir, y a veces bastante, el abanico de alimentos que podemos comer.

"La primera fase es clave para que la estrategia dietética salga bien."

No obstante, esto no significa que no podamos volver a comerlos. Probablemente podremos ir reintroduciéndolos de forma paulatina durante la segunda etapa de la estrategia dietética. Pero en la primera debemos mantenernos firmes y ceñirnos a los que sí podremos comer con seguridad.

Frutas, verduras y hortalizas: claves para nuestra salud, pero a limitar en la fase inicial

Cualquier nutricionista estará de acuerdo en que las frutas, las verduras y las hortalizas deben ser los verdaderos protagonistas de nuestra dieta diaria. No solamente nos aportan vitaminas y minerales, sino que además contienen gran cantidad de sustancias con actividad biológica (conocidas como fitoquímicos) con múltiples beneficios para nuestra salud.

Además son una espectacular fuente de fibra y agua, sacian, actúan como prebióticos y poseen una gran riqueza nutricional. Con multitud de sabores, colores, formas y texturas, permiten ser cocinadas de muchas maneras y añaden vida y salud a nuestros platos.

Lamentablemente, para alcanzar el bienestar intestinal y conseguir ese *reset*, en esta primera fase son precisamente las que debemos limitar, dado que aportan cantidades significativas de fructosa y algunas también de polioles (aunque recuerda que se trata de una medida temporal).

¿Significa eso que nuestra dieta no podrá ser equilibrada o saludable en esta primera fase?

No necesariamente. Durante esta primera etapa se pueden buscar alternativas: aprender a cocinar recetas libres de fructosa y sorbitol e incluso complementar nuestra alimentación con ciertas ayudas que evitarán déficits nutricionales y reequilibrarán nuestra regularidad intestinal. Te contamos más sobre estas ayudas en el capítulo 9.

Dependiendo del grado de malabsorción y del estado intestinal de cada persona, será necesario limitarlas estrictamente o simplemente reducir el consumo de algunas frutas y verduras en particular. La ración máxima tolerada en cada toma y el efecto de la acumulación de fructosa a medida que va pasando el día también deben tenerse en cuenta y pueden variar según el individuo. Algunas personas podrán beneficiarse del efecto positivo de comer la fructosa junto a la glucosa, y otras serán menos sensibles a dicho efecto.

ACTITUD POSITIVA, CONSTANCIA Y PACIENCIA: CLAVES PARA QUE EL PLAN FUNCIONE

El optimismo y la actitud positiva son claves para que el plan funcione. No vamos a adentrarnos demasiado en el campo de la psicología, puesto que no es nuestra competencia ("zapatero, a tus zapatos"), pero sí queremos hacer hincapié y detenernos un momento en tomar conciencia del estado mental con el que nos tomamos nuestro día a día.

Padecer una intolerancia alimentaria puede llegar a hacernos la vida imposible y en ocasiones minar nuestro optimismo. Pero no queremos que esto sea así. Te animamos a que comiences este nuevo reto con una actitud positiva y esperanzadora, dándole un giro al problema para poder verlo como una oportunidad para avanzar y aprender más sobre ti y tu organismo. Confía y cree en tus posibilidades, pues nadie mejor que tú va a saber cómo cuidar de lo único que te pertenece, tu salud.

Lamentablemente vivimos deprisa, tanto que ni siquiera prestamos atención a nuestras propias señales corporales. Las quejas de nuestro infortunado sistema digestivo pasan totalmente desapercibidas y ya es hora de que comencemos a escucharle y respetarle.

Se dice que tener paciencia es una gran virtud y en esta primera fase es muy positivo comprender que debemos ser pacientes con él y dejar que vaya recuperándose a su debido tiempo. No siempre ocurre de forma rápida, por lo que la constancia y la paciencia serán claves para dar pasos adelante.

Y esto, ¿en qué se traduce?

Con todo ello queremos decir que sobre todo en esta primera fase debemos mostrarnos firmes y constantes, evitando en cualquier caso todos aquellos alimentos que nos pueden hacer daño y las situaciones que propician comerlos.

Esto puede significar que deberemos prestar mayor atención durante nuestros eventos familiares o encuentros sociales para conseguir que el plan funcione. Por ejemplo, imagina que este martes tienes el cumpleaños de tu sobrinito de 5 añitos al que te hace mucha ilusión asistir. Durante esta primera fase no podremos tomar azúcares, por lo que en vez de tarta habrá que optar por otros alimentos.

Tomémoslo como un "Hoy no puedo comer tarta en el cumpleaños porque mi intestino está en proceso de volver a ser feliz" en vez de "¡qué rollo tener este problema y no poder comer tarta hoy!". Ya tendremos ocasión de probar la tarta. Démosle tiempo al tiempo.

Te aconsejamos que perseveres, y evites comer alimentos de los que desconoces su composición, que reduzcas los productos que contengan ingredientes conflictivos e incluso, si es necesario, que tomes distintas decisiones en cuanto a escoger un lugar para ir a cenar. Si no ponemos todo nuestro empeño, ganas y esfuerzo en hacer que esta primera fase sea disciplinada y tenaz, no habrá garantías de que el plan funcione.

PLAN DIETÉTICO A SEGUIR

Paso núm. 1: Visión global de los grupos de alimentos. ¿Qué es bueno para comer?

Vamos a ayudarte a plantear un plan dietético correcto, visto desde la perspectiva de una alimentación saludable y equilibrada.

En primer lugar, vamos a dividir los alimentos por grupos y los clasificaremos en dos tablas, en función de si pueden ser conflictivos o no en esta primera fase, según su propia naturaleza o de cómo se preparan. No hemos incluido el grupo de verduras, hortalizas y frutas aquí, dado que, como son el grupo de alimentos con mayor conflicto, las hemos tratado por separado y dispones de tablas detalladas en los anexos.

Grupo	Alimentos naturalmente libres en fructosa y sorbitol
Carnes y derivados	Corte natural, filete o trozo entero sin procesar de carne de cerdo, pavo, pollo, ternera, cordero, caballo, conejo, etc. Embutidos de buena calidad que no contengan azúcares añadidos o que solo contengan dextrosa.
Huevo y derivados	Huevo entero, claras de huevo pasteurizadas o huevo cocido.
Pescado azul y blanco, moluscos, marisco y derivados	Corte natural, filete o trozo entero sin procesar de cualquier pescado blanco o azul, moluscos, mariscos o cefalópodos. Conservas de pescado al natural o en aceite vegetal (atún, melva, caballa...). Pescado ahumado sin azúcar añadido.
Lácteos y derivados	Leche desnatada, semidesnatada o entera UHT o pasteurizada de vaca, cabra u oveja. Yogures y otros lácteos fermentados saludables como el yogur entero, kéfir, cuajada, quesos frescos o curados, ya sean desnatado o enteros y siempre naturales sin edulcorar ni endulzar ni con otros ingredientes añadidos.
Legumbre y derivados	Legumbre seca o hervida en conserva sin otros ingredientes añadidos. Humus que no contenga azúcares ni polioles añadidos.
Vegetarianos y alternativas de lácteos	Bebidas vegetales sin azúcar añadido ni edulcorantes como la bebida de avena, arroz, quinoa, soja, almendra, etc. Tofu, seitán, soja texturizada o *tempeh* sin ingredientes conflictivos añadidos.

Cereales, granos, féculas, tubérculos y derivados	Arroz blanco o integral, pasta blanca o integral, patata, boniato y tubérculos en general. Otros granos enteros como quinoa, trigo sarraceno, *teff*, amaranto, mijo, etc. Harinas de trigo, centeno, cebada, trigo sarraceno, quinoa o cualquier otra que no haya sido procesada ni contenga otros ingredientes añadidos. Pan y productos de panadería elaborados con las harinas antes mencionadas y sin azúcares añadidos. Copos de avena naturales.
Bebidas	Agua con gas (tipo Vichy), agua sin gas.
Cacao	Cacao puro desgrasado sin azúcar.
Frutos secos y oleaginosas	Cualquier fruto seco tostado, horneado o crudo, sin otro ingrediente añadido, como almendras, avellanas, pistachos, nueces, etc. Semillas tostadas o naturales como los anacardos, los piñones, el lino o la linaza, el sésamo, la chía, el cáñamo, etc. Crema de cacahuete o de cualquier fruto seco (100% fruto seco). Aunque no pertenecen a este grupo, los cacahuetes naturales y las castañas también son aptos.
Grasas	Aceite de oliva virgen y otros aceites vegetales (girasol, girasol alto oleico, cacahuete, sésamo...). Mantequilla. Aceite de coco.
Snacks salados	Patatas fritas o chips que no tengan nada más que patata, aceite y sal. Maíz para palomitas.
Salsas	Algunas salsas que no contienen azúcares, como la salsa de soja o la mostaza sin azúcar añadido. Mayonesa casera.

Tabla 3. Alimentos libres de fructosa y sorbitol (Adaptado de USDA Food Database).

Grupo	Alimentos que sí pueden contener fructosa o sorbitol
Carnes y derivados	Productos procesados de cualquier origen cárnico, como salchichas, salchichas de Frankfurt, hamburguesas, "vuelta-vuelta", precocinados, productos para calentar y comer, etc. Embutidos procesados que contengan azúcares distintos de la dextrosa.
Huevo y derivados	Postres azucarados a base de huevo.

Pescado azul y blanco, moluscos, marisco y derivados	Productos procesados de cualquier origen pesquero, como surimi, gulas, productos para freír u hornear, etc.
Lácteos y derivados	Cualquier preparado o producto lácteo con otros ingredientes añadidos como leches enriquecidas, yogures o fermentados con azúcar, edulcorados, de sabores, con trocitos u otros ingredientes añadidos. Postres lácteos tipo natillas, flan y postres refrigerados dulces. Sucedáneos y procesados con queso como quesos para untar, preparados para fundir, etc.
Legumbre y derivados	Preparados a base de legumbre enlatados o en conserva (con sofrito, embutidos, tomate frito…).
Vegetarianos y alternativas de lácteos	Bebidas vegetales con azúcares o edulcorantes conflictivos añadidos. Preparados de bebida de almendra. Productos procesados y con otros ingredientes o aditivos conflictivos añadidos, elaborados a base de tofu, seitán, soja texturizada o tempeh.
Cereales, granos, féculas, tubérculos y derivados	Preparados comerciales o productos que contengan pasta o arroz con otros ingredientes añadidos. Pasta elaborada con verduras. Pan y productos de panadería elaborados con azúcares añadidos. Cereales de desayuno, barritas de cereales, muesli o preparados de cereales dulces, incluso los que indican "sin azúcar añadido". Preparados para puré de patata instantáneo.
Bollería, galletas, chocolates y dulces en general	Toda la bollería, galletas, chocolates, snacks dulces o a base de chocolate, cacaos solubles, cremas de cacao untables y dulces que contienen alta cantidad de azúcares y en muchos casos polioles, sean elaborados en pastelerías o de forma industrial. Todos aquellos que sean "sin azúcar" contendrán edulcorantes artificiales que frecuentemente son polioles.

Bebidas	Todas las bebidas, preparados en polvo para bebida o refrescos con o sin gas, ya que contienen alta cantidad de azúcares. Las versiones *light* o "sin azúcar" pueden contener edulcorantes conflictivos. El vino, los licores, el cava y la cerveza se desaconsejan, porque además de poder contener azúcares poseen un efecto perjudicial por el daño que genera el alcohol en nuestra mucosa intestinal. La cerveza sin alcohol puede contener también azúcar añadido.
Frutos secos y oleaginosas	Todos los frutos secos y las semillas o los preparados a base de los mismos que contengan azúcares añadidos, miel u otros aditivos o ingredientes.
Snacks salados y dulces	Cualquier tipo de snack salado procesado (patatas fritas con aromas y similares). Encurtidos como aceitunas, pepinillos, pimientos o similares que no tengan ingredientes conflictivos.
Salsas	Todas las salsas comerciales contienen normalmente azúcares añadidos (ketchup, barbacoa, mostaza comercial, etc.). Algunas salsas *light* pueden contener edulcorantes conflictivos o fructosa.
Suplementos nutricionales	Productos que contengan fruta o elaborados a base de fruta, preparados o fórmulas de vitaminas-minerales u otros componentes que contengan fructosa, frutas o edulcorantes conflictivos. Preparados multinutrientes para deportistas o suplementos deportivos (geles, barritas…) con o sin azúcares, pero edulcorados.
Medicamentos y preparados farmacológicos	Cualquier tipo de medicamento o preparado farmacológico que contenga fructosa o edulcorantes conflictivos en su composición (como ingrediente principal o como excipiente), como algunos jarabes, comprimidos efervescentes, cápsulas, pastillas, etc.

Tabla 4. Alimentos frescos y procesados que pueden contener fructosa.

Como ves, casi todos los conflictivos son procesados o ultraprocesados y dado que son los prescindibles podrás planificar tu menú saludable bajo en fructosa y sorbitol de forma suficiente con alimentos reales.

Paso núm. 2: De la compra al plato. Cómo debe ser un plato saludable

Veamos cómo podemos conseguirlo. En primer lugar, vamos a definir cómo debe estar compuesto nuestro plato, si queremos conseguir que sea saludable.

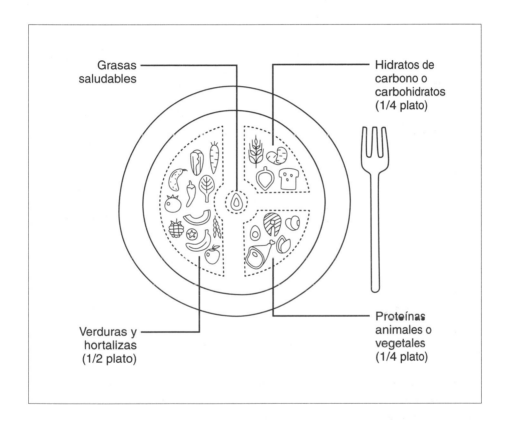

Según los expertos en nutrición de la Escuela de Salud Pública de Harvard, para que nuestro plato sea un plato saludable debe estar constituido principalmente por 3 grupos de alimentos: verduras u hortalizas, proteínas y carbohidratos. Como ves, visualmente deben mantener una proporción correcta, de tal modo que la parte mayoritaria (un 50% de tu plato o la mitad) correspondería a las verduras u hortalizas, que complementaríamos con una ración de proteína (25%

del total o ¼ del plato) y otra de carbohidrato (25% del total o ¼ del plato).

Paso núm. 3: Planificación semanal saludable sin fructosa ni sorbitol

Ya tenemos definido el qué. Vayamos ahora a por cuántas veces se aconseja comer cada grupo de alimentos en la semana.

A continuación, verás una propuesta de tablilla para elaborar tu menú saludable semanal. Esta es solo una posible idea, dado que en realidad no existe un patrón saludable único para elaborar un menú semanal. Te mostramos una versión general y omnívora, pero se pueden realizar adaptaciones o variaciones según necesidades y preferencias.

¿Qué hemos tenido en cuenta para hacer que esta distribución sea saludable?

En primer lugar, te proponemos alternar los alimentos proteicos con el fin de obtener una buena variabilidad. Hemos limitado la carne roja a 1 vez por semana, aunque si la carne es de animal de pasto (de los que se mueven libremente, no de animales estabulados) no tiene porqué ser problemático incrementar un poco más su consumo.

Lo que claramente te desaconsejamos es el consumo de cualquier carne procesada. Esta recomendación viene respaldada por el último informe emitido por la Agencia Internacional de Investigación sobre el Cáncer (IAEC-OMS, 2015), en el que relaciona el consumo de estos productos cárnicos y el cáncer. Las carnes procesadas como salchichas, *frankfurts* o la charcutería en general, tienen un mayor riesgo (Grupo 1: carcinógeno para humanos, aumenta el riesgo de sufrir cáncer de colon en un 18%), y el consumo diario no debería ser superior a 50 gramos.

	Grupo / Día	Lunes	Martes	Miércoles	Jueves	Viernes	Sábado	Domingo
Comida	Verduras y hortalizas	Tablas anexos 1-4 (según fase)	Tablas anexos 1-4 (según fase)	Tablas anexos 1-4 (según fase)	Tablas anexos 1-4 (según fase)	Tablas anexos 1-4 (según fase)	Tablas anexos 1-4 (según fase)	Tablas anexos 1-4 (según fase)
	Proteínas	Pescado blanco	Carne roja	Pescado azul	Carne blanca	Huevo	Carne blanca	Pescado blanco
	Hidrato de carbono	Arroz	Patata	Boniato	Pasta	Legumbre	Trigo sarraceno	Pasta
Cena	Verduras y hortalizas	Tablas anexos 1-4 (según fase)	Tablas anexos 1-4 (según fase)	Tablas anexos 1-4 (según fase)	Tablas anexos 1-4 (según fase)	Tablas anexos 1-4 (según fase)	Tablas anexos 1-4 (según fase)	Tablas anexos 1-4 (según fase)
	Proteínas	Huevo	Pescado blanco	Huevo	Pescado azul	Pescado blanco	Pescado azul	Carne blanca
	Hidrato de carbono	Pan tostado	Quinoa	Arroz	Patata	Masa pizza saludable	Mijo	Fajita / Crepe

Tabla 5. Plantilla esquemática para elaborar el menú semanal (elaboración propia).

Nos referimos a salchichas, jamón, hamburguesas, carnes picadas y otras conservas de carne.

Además te recomendamos que el consumo de carne blanca no sea superior al de pescado. Alterna pescado blanco y azul (sobre todo azul de tamaño pequeño y salvaje, como sardinas o boquerones) y acaba los días que te falten incluyendo recetas a base de huevo de gallinas felices. Las proteínas de este último son nuestro patrón de oro, es decir, las de mejor calidad solo comparables con las de la leche materna. Por lo que no olvides de incluirlo en tu plan de alimentación y no hagas caso a eso que se dice sobre limitar el huevo por el colesterol, porque es una creencia popular y está totalmente desfasada.

La presencia de *legumbres* la hemos limitado a un día a la semana, por ser una fuente de *fibra fermentable* que puede causar síntomas a nivel intestinal. No obstante, son tremendamente interesantes y saludables dado el alto contenido en proteína vegetal, escaso aporte en grasas y sodio, y por ser especialmente ricas en potasio, calcio, hierro, vitaminas y sustancias antioxidantes (polifenoles). Por lo que, aunque en principio debas evitarlas, es probable que más tarde puedas incorporarlas con más frecuencia y nutrirte de sus múltiples beneficios.

En cuanto a los alimentos ricos en hidratos de carbono, es mucho más saludable seleccionar las versiones integrales y sin refinar, y a ser posible con el menor contenido en gluten. Por ejemplo, te proponemos que combines días con tubérculos (patata, boniato…), otros con granos de cereal integral (arroz integral, quinoa, trigo sarraceno, mijo…), añade algún día pasta integral (espaguetis, macarrones, cuscús…) y complementa con pan integral de calidad como fuente de hidratos de carbono principal algunos días por semana. Incluso puedes elaborarte tu propia masa de pizza casera, crepes o preparar deliciosas fajitas con trigo sarraceno.

Y te preguntarás… ¿Y la parte de verduras y hortalizas? ¿No se supone que en la primera parte no puedo comer ninguna? ¿Por qué la hemos incluido en el menú entonces?

¡La buena noticia es que en esta primera fase sí podemos comer ciertas verduras y hortalizas! ¡No está todo perdido! Así que vamos a ver cuáles podemos incluir y de qué manera. Verás que te hemos propuesto un recetario al final del libro para que no te falten ideas ricas, sanas y sabrosas bajas en fructosa y sorbitol. Del mismo modo hemos elaborado también algunas recetas de desayunos, tentempiés o snacks saludables y bajos en fructosa y sorbitol para que puedas complementar tu dieta a lo largo del día.

En el apartado de anexos, encontrarás las frutas, las verduras y las hortalizas divididas en distintos grupos, según el contenido en fructosa y polioles:

– Grupo 1: verduras, hortalizas y frutas con contenido bajo en fructosa.

– Grupo 2: verduras, hortalizas y frutas con contenido moderado en fructosa.

– Grupo 3: verduras, hortalizas y frutas con contenido alto en fructosa.

– Grupo 4: verduras, hortalizas y frutas con contenido muy alto en fructosa.

– Grupo 5: verduras, hortalizas y frutas que contienen polioles de forma natural.

Con ayuda de estas tablas, los pasos a seguir serán mucho más sencillos. En la primera fase de tratamiento dietético te recomendamos que solamente consumas las verduras, las hortalizas y las frutas que aparecen en el grupo 1. Lamentablemente, la gran mayoría de frutas están en los grupos 3 y 4, así que son las que quedarán más limitadas durante este primer período.

¿Durante cuánto tiempo deberemos limitarnos al grupo 1?

No existe un período establecido como estándar o normal. Todos los casos de intolerancia deben ser tratados y valorados de forma individual, dado que existe mucha variabilidad y la tolerancia personal puede ser muy distinta entre unos casos y otros.

Como referencia válida, podemos establecer que hemos llegado a la meta cuando la mejora de nuestros síntomas sea realmente muy positiva. En el momento en el que prácticamente no sintamos sintomatología, habremos conseguido reestablecer la normalidad en nuestro sistema digestivo y sabremos que estamos listos para pasar a la siguiente fase.

Muchas personas alcanzan la normalidad a las tres semanas e incluso comienzan a notar mejorarías significativas a los pocos días de seguir este plan dietético. Otras, sin embargo, necesitan algo más de tiempo y pueden llegar a necesitar 2 o 3 meses para encontrar ese punto de mejora. Podemos orientarte sobre cuánto tiempo puede durar este período, pero insistimos en que debemos respetar la tolerancia individual.

Sea como sea, paciencia, constancia y pensamiento en positivo. Pronto llegaremos a la segunda fase y el abanico de posibilidades se abrirá.

¿QUÉ OCURRE SI DURANTE ESTA PRIMERA FASE...?

1. ...*pruebo alimentos del grupo 2 o del grupo 3*

No pretendemos ser pesadas, pero recomendamos que vayas poquito a poco y que la introducción de alimentos con mayor contenido en fructosa o sorbitol se realice una vez tengamos nuestro sistema digestivo reparado.

En algunos casos en los que la malabsorción no es demasiado severa, se puede ser un poco más flexible e incluso podemos incluir los del grupo 2 en esta primera fase, aunque es mejor obrar de forma prudente e ir paso a paso.

En cualquier caso, nuestro sistema digestivo será el que marcará el ritmo y el que dirigirá la velocidad en la que podremos ir progresando.

2. ...*bebo alcohol de forma frecuente*

En este caso, y en cualquiera, sentimos decirte que lo mejor y más sensato es abstenerse. Al menos hasta haber conseguido la calma en nuestro intestino enfermo. El alcohol por sí mismo ya es un potente irritante de la mucosa intestinal. Y si antes te contábamos que el consumo de carne procesada puede predisponernos a desarrollar diferentes tipos de cáncer, esta asociación se repite en el caso del alcohol. Y no solo cáncer: alteraciones hepáticas, cardiovasculares, neurológicas, intestinales... Vamos, que con un consumo frecuente tenemos todas las papeletas de que nuestra salud se vaya al garete. De modo que creemos que no necesitas más razones. La última decisión es tuya.

3. ...*no soy demasiado estricto*

La adherencia a la pauta dietética es un factor importante que te ayudará en mayor o menor medida (dependiendo del grado de responsabilidad que ejerzas en tu alimentación), a identificar los alimentos que mejor se adapten a tu nivel de tolerancia. La finalidad es conseguir que te sientas bien, sin más. De hecho, investigaciones que han estudiado el efecto de una dieta limitada en hidratos de carbono fermentables (como es la fructosa) en pacientes con malabsorción han encontrado mejoras de los síntomas en el 80%, en comparación a seguir una dieta habitual. Estarás pensando, pues, que seguir las pautas dietéticas es menester, si lo que quieres es dejar de sentir los dichosos síntomas. Sé paciente, y date tiempo. Nadie dijo que fuera fácil, pero con tu predisposición, perseverancia y confianza, estamos seguras de que conseguirás mejorar.

4. ...*no tengo cuidado en leer el etiquetaje*

Mmm... Este es otro aspecto importante a tener en cuenta. En el capítulo 10 te hablaremos detenidamente acerca de la información que encontramos en los envases, y que debes mirar con lupa, para evitarte sorpresas incómodas. Pero te adelantamos que conocer los diferentes ingredientes que pueden causarte molestias y familiarizarte con los alimentos que mejor se adapten a tu tolerancia son habilidades que irás aprendiendo con la práctica y el apoyo de este libro, a fin de controlar y aliviar tus síntomas. Porque es lo que quieres, ¿verdad? ¡Nosotras también!

5. ...*no noto mejoras o las que noto son muy leves, a pesar de seguir el plan de forma estricta*

Esto puede ocurrir, y dependiendo de cómo esté de dañado tu intestino, la recuperación será más o menos lenta. En algunas ocasiones puede haber algo más que altere tu salud digestiva, como un SIBO, sensibilidad al gluten no celíaca, otras intolerancias que se desconocen (histamina, lactosa...) o una disbiosis, por lo que resulta imprescindible dar con el diagnóstico acertado o reformularlo, si la cosa no marcha bien. Es muy probable que sea necesario incluir suplementación complementaria como veremos en el capítulo 9.

Cabe decir también que la alimentación no lo es todo, y como hemos ido comentando, hay más factores que pueden influir en la velocidad de esta recuperación. Por ello, además de la estrategia dietética, también se recomienda adoptar otras medidas que han demostrado mejoras, como reducir el nivel de estrés mediante técnicas de relajación o *mindfulness*, y practicar alguna actividad física de tu gusto. Esto deberíamos hacerlo todos, por nuestro bien, pero se nos olvida.

6. ...*padezco estreñimiento*

Hemos de decirte que este síntoma es frecuente, sobre todo en esta fase en la que están limitados ciertos alimentos ricos en fructosa, pero también especialmente ricos en fibra fermentable como ciertas frutas y verduras, legumbres y algunos integrales.

Siempre que quede descartada la presencia de alguna otra patología que pueda ser el origen de dicho estreñimiento, o bien sea efecto secundario a algún medicamento, la mejor solución es que un Dietista-Nutricionista te asesore y te facilite herramientas para poder ir mejor al baño.

Por ejemplo, algo que puede ayudarte es incluir cada día una cucharada de semillas de lino, o tomar un vaso de agua templada en ayunas con una cucharadita de aceite de oliva virgen y un chorrito de limón.

Acudir a los laxantes no debería ser la primera elección, aunque en algunos casos sí pueden ser necesarios. Sustancias como el carbonato de magnesio suelen actuar como tal, sin dañar en exceso nuestra mucosa intestinal. Nos obstante, la gran mayoría daña e irrita las paredes del tubo digestivo que estamos intentando reparar. En cualquier caso, ya te recomendamos que compartas los síntomas con tu especialista, que valorará la necesidad de incluir o no alguna otra medida farmacológica.

Por otra parte, existen evidencias de que el ejercicio físico (20-60 minutos al día entre 3 y 5 días a la semana), además de mejorar nuestro humor, también tiene efectos positivos sobre la consistencia de las heces y disminuye la intensidad de los síntomas. Si además sufres de hinchazón abdominal, tener una vida activa te puede ayudar mejorar el estreñimiento y facilitar la eliminación de gas, siempre que lo adaptes a tus gustos y condición física.

A no ser que en este preciso instante tengas alguna lesión que te lo impida, te invitamos a levantar tu *cucu* de dondequiera que estés sentado, y te marques unas sentadillas. Vamos, daño no te van a hacer, si acaso, mañana puedes sentir unas sanas molestias en piernas y glúteos a modo de agujetas. Nada que no se pueda curar con más práctica.

7. ...*padezco una infección o me pongo enfermo y debo tomar antibióticos o medicamentos*

Aquí el médico que los prescriba debe conocer tu condición de intolerante a la fructosa, pues sabemos que muchos medicamentos y preparados farmacéuticos contienen fructosa en su composición, y, por tanto, deberá buscar una alternativa.

En el caso de los antibióticos la cuestión es diferente, pues eliminan tanto las bacterias patógenas como las comensales (las buenas). Y en este sentido, dado el papel de la microbiota en las funciones digestivas, paliar dicho efecto farmacológico con la toma de probióticos o con el aumento de ingesta de alimentos fermentados mejora los síntomas de dolor abdominal, hinchazón y flatulencias. No estaría de más contemplar esta posibilidad, entonces.

8. ...*tengo un evento importante y no sé qué voy a poder comer*

Comer. Tan normal para la mayoría de los mortales, pero tan complicado para ti... Por eso, ante cualquier situación en la que haya comida de por medio, te interesa saber qué opciones puedes encontrar.

Podrás controlar mejor los síntomas si inclinas tus elecciones a alimentos frescos que no suelen causar síntomas. Hoy en día, es relativamente fácil consultar la carta de los restaurantes antes de salir de casa, lo que te permite pensar qué pedirás antes de llegar. Además, si tienes la posibilidad de elegir a la carta, puedes consultar allí. Seguro que están encantados de prepararte un buen pescado y una deliciosa guarnición de verduras de tu tolerancia.

Ahora bien, es cierto que la cosa se complica cuando son platos elaborados y no sabes bien cómo se han preparado. En este caso, te animamos a ponerte el disfraz de cliente curioso y responsable, y a que solicites al servicio de sala la información alimentaria sobre los platos que te interesen. En la ficha técnica figura la relación de ingredientes y productos de los que se compone y el establecimiento tiene la obligación legal de disponer de dicha información. No obstante, ante la duda, practica el principio de precaución, y prescinde de ello. Ya habrá tiempo para el postre cuando mejores.

9. *...no realizo una buena gestión del estrés, estoy nervioso y siento ansiedad*

Si estos síntomas ya van en nuestro código genético de habitantes de la era de la velocidad, ¿cómo no van a estar presentes en una condición que toca a tu salud (de la que tienes que hacerte responsable, además de todo lo que te rodea en el exterior)? Otra de las medidas alternativas o adicionales al tratamiento médico o dietético en según qué casos es la psicoterapia (cognitivo-conductual y cuerpo-mente). Es cierto que no se han realizado estudios específicos sobre personas con malabsorción de fructosa. Sin embargo, se ha demostrado que en pacientes con alteraciones digestivas este tratamiento es eficaz mejorando la intensidad de los síntomas de dolor abdominal y la calidad de vida relacionada.

En no pocas ocasiones nos encontramos con personas que acuden a nuestra consulta en busca de ayuda para cuidar su alimentación. Lo que uno *a priori* no sabe, o, mejor dicho, no se ha planteado, es que la forma en que nos alimentamos está influenciada por muchos factores del entorno que en principio son modificables.

Los Dietistas-Nutricionistas trabajamos las habilidades con herramientas y recursos que faciliten el proceso de cambio de hábitos, y ayuden a conseguir el objetivo. Pero a veces nos encontramos con barreras psicológicas que nos impiden avanzar, y es entonces cuando necesitamos a un psicólogo de cabecera que nos complemente. En cuestiones de tripas, puede que el médico no sea el único que tenga la solución.

10. *...sé qué debo hacer, pero necesito orientación y no sé a qué profesional de la salud acudir*

Un Dietista-Nutricionista te ayudará a planear tu alimentación de forma saludable y segura y te asesorará en cuanto a suplementación complementaria que puede ayudar a mejorar los síntomas. Será el profesional adecuado para llevar a la práctica todo el plan: recetas, cocinado de alimentos, equilibrio de tu dieta, control de síntomas, etc.

Un médico digestivo podrá establecer un buen diagnóstico para posteriormente escoger el tratamiento médico y dietético oportuno.

En la farmacia podrán asesorarnos en cuanto a medicamentos y suplementos, pero recuerda que no son los profesionales adecuados si andamos en busca de un buen diagnóstico o una pauta nutricional.

7 + 1 NORMAS DE ORO PARA QUE ESTA FASE FUNCIONE

- Ten paciencia.
- Sé constante.
- Escucha y respeta las sensaciones de tu cuerpo.
- Lee las etiquetas.
- Come sin fructosa ni sorbitol, pero come saludable.
- Prioriza la comida real.
- Minimiza el consumo de irritantes para tu mucosa gástrica (café, alcohol, tabaco...).
- ¡Cocina! Aprovecha esta etapa para conocerte mejor y ponte a prueba descubriendo diferentes formas de disfrutar con los alimentos.

7. PLAN DIETÉTICO EN INTOLERANCIA A LA FRUCTOSA (SEGUNDA FASE)

HE TERMINADO LA FASE I: ¿Y AHORA QUÉ?

En primer lugar, ¡te damos una cálida y efusiva enhorabuena! No ha sido fácil y sabemos que en muchas ocasiones no es fácil mantenerse firme y constante. Si ya estás listo para avanzar, veamos qué nos espera en la segunda fase.

FASE 2: la reintroducción

En este segundo período el objetivo principal será ir testeando o probando poco a poco el resto de verduras, frutas y hortalizas respetando la tolerancia individual.

Pero, ¡cuidado!, no queremos cometer ningún error que nos haga volver hacia atrás. Por ello, te recomendamos que realices la reintroducción de alimentos de forma progresiva, ordenada, controlada y probando primero pequeñas cantidades.

PLAN DIETÉTICO A SEGUIR

En esta fase resulta muy útil disponer de una pequeña libreta o bloc de notas en el que poder ir apuntando algunas de las sensaciones que pueden indicarnos si vamos por buen o mal camino. Te proponemos que, desde el primer momento, *realices un diario personal* en el que apuntes los alimentos que tomas y si hay o no algún síntoma asociado.

Veamos un ejemplo:

Comida (fecha, hora)	Alimento nuevo	Síntomas	Observaciones
20/10/18 *Desayuno* (8 h) Bol de bebida de arroz con un puñado de copos de avena y manzana	Manzana (½ unidad mediana)	No	
22/10/18 *Merienda* (17 h) Yogur natural entero y pasas	Pasas (30 gramos)	Gases leves justo al terminar el yogur	
25/10/18 *Comida* (14 h) Escarola con 5 tomates cherry y zanahoria. Pollo a la brasa y patata asada con aceite de oliva virgen	Tomate cherry (5 unidades)	Abdomen un poco hinchado y ruidos intestinales justo al terminar de comer	Hoy ha sido un día estresante en el trabajo y he comido en 5 minutos

De hecho, esto mismo puedes hacerlo desde que comiences con la fase 1. Te ayudará a conocer mejor tu cuerpo y los síntomas asociados a cada grupo de alimentos.

¿Por dónde empiezo a probar?

Te recomendamos que comiences primero por probar todos los alimentos del grupo 2. Uno por uno y de forma progresiva.

¿Puedo probar más de un alimento nuevo a la vez y en un mismo día?

En realidad no hay problema en hacerlo. No obstante, te recomendamos que la introducción se haga de forma individual y separada, dado que así podemos identificar mucho mejor qué alimento ha sido el causante de algún síntoma y evitamos el efecto acumulativo. Si decidimos probar más de un alimento nuevo a la vez o en un mismo día y lamentablemente tenemos síntomas, no podremos estar seguros de cuál ha sido el responsable y nos tocará volver a probarlos de nuevo por separado.

Nuestra recomendación es que planifiques un calendario de reintroducción semanal, de tal forma que sepas qué vas a introducir y cuándo. Te mostramos un ejemplo:

Lunes	Martes	Miércoles	Jueves	Viernes	Sábado	Domingo
manzana	-	plátano	-	puerro	-	cebolla

Como ves, nuestra propuesta consiste en probar alimentos nuevos de forma que dejemos siempre uno o dos días de descanso entre cada uno. Poder introducir los alimentos más o menos rápido dependerá de tu propia tolerancia individual y es posible que al final tu sistema digestivo te permita hacerlo sin dejar un día de descanso.

En cualquier caso te recomendamos que comiences realizando una planificación semejante a esta y que poco a poco vayas aumentando cantidades y frecuencia de introducción.

Por ejemplo, puedes comenzar probando un poco de tomate rallado natural en el arroz. Si te ha sentado bien, otro día puedes probar un poco de cebolla asada junto con tu filete de pollo. Si de nuevo te ha sentado bien (esperemos que sí), puedes buscar otro día y atreverte con un poco de sofrito casero a base de tomate natural y cebolla.

¿Cuánto tiempo debo pasar en la fase 2?

De nuevo, el tiempo lo marcará tu sistema digestivo. En este caso, el objetivo es que consigamos introducir todos los alimentos del grupo 2 y que sigamos con los del grupo 3 y 4. Recomendamos no probar alimentos del grupo 3 hasta tener todos los del 2 testeados y de igual modo para los del grupo 4.

Así pues, la idea es que vayas introduciendo poco a poco nuevos alimentos y compruebes si te sientan bien en la ración habitual de consumo o debes reducir o limitar alguno en concreto. Es posible que prácticamente logres introducirlos todos y que solamente debas excluir los que sean realmente conflictivos para ti.

La gran mayoría de personas pueden invertir entre cuatro y doce semanas en realizar la introducción de todos los alimentos, en función del grado de malabsorción que padecían y de la propia progresión individual. Por esa razón, insistimos en que es muy positivo saber escuchar nuestras propias sensaciones corporales y respetarlas y seguir siendo paciente hasta el final.

¿QUÉ OCURRE SI DURANTE ESTA SEGUNDA FASE...?

...he probado un alimento que me ha sentado realmente mal y eso hace que tenga síntomas severos de nuevo?

Habría que valorar los síntomas, pero quizás sería interesante dejar en reposo de 2 o 3 días a tu sistema digestivo, o con una solución de rehidratación oral con glucosa (consulta con tu farmacéutico el contenido de excipientes, pues es probable que vaya acompañado de edulcorantes).

Este *break* le permitirá a tu intestino recuperarse del susto. Si tras este período han remitido los síntomas, retoma de nuevo la fase 1 y, si todo marcha bien, sigue con la progresión de la fase 2.

8. PLAN DIETÉTICO EN INTOLERANCIA A LA FRUCTOSA (TERCERA FASE)

He terminado la fase 2: ¿y ahora qué?

De nuevo, ¡te damos la enhorabuena por tu perseverancia y dedicación! Ya estás en la recta final y, si has llegado hasta aquí, significa que has conseguido pasar el tramo más difícil.

A partir de aquí, el camino es mucho más sencillo. Recapitulemos un poco...

Cosas que probablemente ya has conseguido:

- Aprender los pasos a seguir para reestablecer la normalidad en tu sistema digestivo, incluso si hay una recaída.
- Sentirte bien, sin molestias ni síntomas digestivos desagradables.
- Aprender a escuchar las sensaciones de tu cuerpo.
- Identificar los alimentos que normalmente sí te generan síntomas.
- Cocinar ricas y saludables recetas que, además de nutritivas, te sientan de maravilla.
- Disfrutar de una cena con amigos sin lamentarlo al día siguiente, porque te preocupas por buscar lugares con encanto donde tienen una carta con ingredientes de calidad, y tienes la confianza de poder preguntar con qué cocinan. A esto lo llamamos tomar consciencia y responsabilizarse.

Fase 3: la normalización

En esta fase el objetivo es que consigas ampliar la variedad de alimentos con tal de que te permitan una mayor libertad, y reducir el nivel de ansiedad que seguramente has experimentado en las anteriores semanas, por andar con pies de plomo evitando a toda costa alimentos tan comunes en la cultura culinaria de cualquier familia como la cebolla, por nombrar alguno.

Solo nos queda añadir que, si todo va bien, tu alimentación a partir de ahora no debe estar nada más lejos de lo que ya estás haciendo.

El mayor cambio fue en la fase inicial, en la que era necesario eliminar determinados alimentos que estaban haciéndote daño. Ha sido un largo camino de exploración, de ensayos prueba-error testando alimentos y, por fin, has encontrado el equilibrio. Ahora se trata de mantener esos hábitos, reforzarlos con la práctica y experimentar incorporando poco a poco alimentos saludables que hasta ahora estaban limitados.

Pero ahora que el escenario está más relajado, es momento para ponerlo a punto y recuperar a esos amigos habitantes nuestros. Y ¿por dónde empezamos?

Alimentos para nuestras bacterias

Como te hemos hablado en capítulos anteriores, para que nuestras bacterias del colon vivan en armonía necesitan que les ofrezcamos un buen menú, cuya base serán los alimentos prebióticos, ricos en fibra altamente fermentable. ¿Los recuerdas? Aquellos que nuestras enzimas no pueden digerir, pero nuestra microbiota sí. Entre sus numerosos efectos, la fibra favorece el crecimiento de bacterias comensales, concretamente del género *Lactobacillus* y bifidobacterias, en detrimento de otras como *E. coli* y *Clostridium*, contribuyendo a recuperar el equilibrio intestinal. En el libro *Alimentación prebiótica, para una microbiota intestinal sana*, de nuestros compañeros Ludía Redondo y Jesús Sanchís, tienes mucha más información al respecto, una lectura 100% recomendada.

Además, los ácidos grasos de cadena corta que se generan (particularmente el butirato) son interesantes para la regeneración y buen funcionamiento del epitelio intestinal, dado que estimulan la formación de la capa mucosa lubricante y protectora que lo recubre. En la tabla que verás a continuación te hemos descrito algunos de estos tipos de fibra alimentaria.

La cantidad tolerada por cada persona será diferente, por lo que nuestra recomendación es que te aventures primero con pequeñas cantidades y a poder ser en la comida de mediodía, pues son las que al principio pueden provocar leves flatulencias y gases. A medida que tu microbiota vaya volviendo a su ser, estos efectos deberían ir atenuándose. Si compruebas que te sienta bien, ¡adelante! Sigue probando con las demás e incrementa la ración.

Fibras altamente fermentables	Alimento	Observaciones
Fructanos (inulina, oligofructosa)	Ajo, alcachofa, cebolla, espárragos, puerro, plátano, raíz de achicoria	
Galactooligosacáridos (GOS)	Legumbres	Si se cocinan de forma tradicional (cocciones lentas y con previos remojos) favorecemos su digestión
Pectinas	Cerezas, kiwi, limón, manzana, naranja, uva, zanahoria	La cocción (el calor) favorece que las bacterias puedan acceder y utilizarlas
Beta-glucanos	Avena, cebada, trigo sarraceno, mijo, hongos (setas)	
Mucílagos	Semillas de lino, chía	
Almidón resistente (AR)	Tipo 3: Tubérculos, chirivía, cereales y legumbres cocinadas y enfriadas *Las patatas, boniatos y otros tubérculos, mejor cocinados al horno, en piezas enteras y con la piel. Una vez atemperados, deben refrigerarse. Cuando vayamos a comerlos se pueden recalentar si no se superan los 130 °C*	El cocinado de estos alimentos produce la gelatinización del almidón que contienen. Posteriormente, al enfriarse, ese almidón adquiere una forma diferente (efecto llamado retrogradación), y se vuelve menos digerible, pasando a ser alimento para nuestras bacterias. Además, se consigue un buen poder saciante con un índice glucémico menor

Tabla 6. Fuentes de fibra dietética susceptibles de ser fermentadas por la microbiota.

Puedes empezar probando pequeñas cantidades de ajo, por ejemplo, como condimento de un salteado, o unos gajos de manzana como ingrediente de una crema de calabaza con cúrcuma. O unas rodajas de plátano como parte de un delicioso desayuno con copos de avena y semillas de lino.

En resumen, sigue comiendo comida de verdad, en su forma original, evitando echar mano de aquellos adulterados y envasados siempre que puedas. Así tu capacidad de elección está más que asegurada. Esperamos que sigas disfrutando comiendo sano el resto de tu vida.

EXTRA: PAUTAS QUE MEJORAN LA RELACIÓN CON LOS ALIMENTOS

Además de la calidad de tu alimentación, creemos conveniente aportar algunas pautas sobre la conducta a la hora de comer que puedes incorporar, si no lo haces ya, y pueden ayudarte a conseguir un nivel de satisfacción superior.

– *Siéntate a la mesa.* Algo tan simple, a veces se nos olvida. Comemos con prisa de camino al trabajo, tecleando en el ordenador, viendo una película o incluso mientras hacemos la compra. Aprovecha el momento mesa para desconectar del resto de tareas y conecta con el plato que tienes delante. Haz un *break,* y relájate. Considera este acto como la oportunidad de regalarte algo tan básico como la energía que necesitas para seguir la marcha. Porque recuerda, hay tiempo para todo si aprendemos a gestionarlo y establecemos prioridades.

– Ahora que estás sentado, *elimina distractores.* Estos son la televisión, el móvil, la *tablet,* un libro, una revista, cualquier pasatiempo o incluso objetos molestos. Puedes poner música de fondo que acompañe a ese momento de pausa, quizás te ayude a concentrarte.

– Espera. Antes de colocar el primer bocado en la boca, piensa en *no devorar.* Come despacio, masticando varias veces para facilitar que las enzimas empiecen a descomponer los alimentos, y dejen un trabajo más fácil a nuestro conducto digestivo. Recuerda que la introducción de trozos grandes, mal digeridos o poco masticados puede influir en el deterioro de tus funciones digestivas.

Con esto, y las ayudas que en el siguiente capítulo te mostramos, basadas siempre en la evidencia científica actual, creemos ciertamente en que conseguirás volver a ser tú, pero en una versión mejorada.

Llegados a este punto, podemos hacernos una idea de todo lo que llevas investigado, leído, experimentado... De hecho, para nosotras sois vosotros, los pacientes, los auténticos expertos en vuestra salud. Nadie mejor que tú sabe lo que te sienta bien. Si bien necesitas una ayuda profesional que te oriente mínimamente o en gran medida en función de tus conocimientos y habilidades, pero vamos. El peso del tratamiento lo llevas tú, demostrando un grado de responsabilidad y disciplina superior al que cabe esperar en condiciones normales. Estos valores son dignos de admiración, así que te damos la enhorabuena por el nivel de conciencia y motivación demostrado pasando a la acción para mejorar tu salud y tu bienestar.

Bienvenido a tu nuevo yo.

9. GLUCOSA Y OTRAS AYUDAS

Como hemos visto, el estado de intolerancia no es algo aislado y puede estar condicionado por varios factores. En este capítulo vamos a mostrarte algunas estrategias complementarias recientemente estudiadas que pueden ser útiles para el manejo de los síntomas o como ayudas para la recuperación de las estructuras intestinales (el hábitat de nuestro otro yo).

El efecto beneficioso de la glucosa

Retomemos el analogismo de las perlas utilizado en el capítulo 2. Imaginemos que la fructosa es una perla individual, que no puede ser absorbida ni gestionada por nuestro sistema digestivo. La glucosa actuaría como perla "guía" y mostraría el camino correcto a la fructosa, llamando a más transportadores de la pared del intestino para facilitar su entrada. Por esa razón, cuando las cantidades ingeridas de glucosa igualan o superan a las de fructosa, la absorción de esta última mejora considerablemente (casi unas diez veces más fácil de asimilar).

No obstante, no queremos aventurarnos en este sentido, ya que no se trata de una estrategia estándar válida para todas las personas. Debe estar supervisada y llevarse a cabo con cautela, a ser posible en fases avanzadas del tratamiento en la reintroducción de alimentos.

Para comprenderlo mejor, hablamos de *fructosa compensada con glucosa* (o ratio glucosa/fructosa) y el efecto en la mejora de absorción sucede a partir de una proporción de 1 a 1 (ratio mínimo de 1:1). Ciertas frutas como el plátano o el albaricoque tienen una proporción de glucosa/fructosa muy similar, razón por la cual pueden resultar mejor toleradas por ciertas personas.

En la tabla 7 te mostramos algunos ejemplos de la relación de glucosa y fructosa en alimentos de consumo habitual. Cuanto mayor es la diferencia, mayor contenido en glucosa libre en proporción a la fructosa, por lo que puede existir una mejor tolerancia probable.

Alimentos con buen ratio glucosa: fructosa	Ratio (glucosa: fructosa)
Albaricoque deshidratado u orejones (desaconsejado si existe malabsorción al sorbitol)	2,65:1
Ciruela pasa deshidratada (desaconsejado si existe malabsorción al sorbitol)	2,04:1
Ciruela fresca (desaconsejado si existe malabsorción al sorbitol)	1,65:1
Cerezas (desaconsejado si existe malabsorción al sorbitol)	1,2:1
Arándano rojo	1,1:1
Nectarina	1,1:1
Papaya	1,09:1
Higo seco	1,08:1
Dátil medjool	1,05:1
Vinagre balsámico	1,02:1
Plátano	1,02:1

Tabla 7. Alimentos y ratio de glucosa/fructosa (elaboración propia. Fuente: USDA Food Database).

¿Quiere decir esto que, si combino un alimento rico en fructosa, en una comida en la que predomine la glucosa, no tendré síntomas? Es probable, pero no podemos asegurarlo al cien por cien, porque se debe valorar la tolerancia individual o la variabilidad en las pro-

porciones (según el grado de maduración, el modelo de producción, procesamiento, etc.).

Si deseas probar tu umbral de tolerancia, te recomendamos comenzar a incorporar pequeñas cantidades de aquellos que tengan un ratio a favor de la glucosa, con tal de ir tanteando el terreno.

Si un alimento posee una cantidad elevada de fructosa libre, también puedes añadir un ingrediente que sea rico en glucosa. Dado que encontrar un alimento natural compuesto únicamente por glucosa es complicado, te proponemos utilizar un suplemento nutricional a base de glucosa pura. Un Dietista-Nutricionista podrá asesorarte adecuadamente para obtener este tipo de suplemento y establecer la dosis a añadir en tus comidas para conseguir una ratio correcta.

USO DE COMPLEMENTOS ALIMENTICIOS

Enzimas digestivas

Entretanto, se están estudiando otras posibilidades en el tratamiento de los síntomas intestinales provocados por la malabsorción de fructosa y sustancias relacionadas. Existe una enzima denominada *glucosa/xilosa isomerasa* encargada de la conversión de la fructosa consumida en glucosa fácilmente absorbible en el intestino delgado.

Ante un defecto en la absorción de fructosa, la xilosa isomerasa ingerida en forma de suplemento adelanta la jugada, y ya en el estómago esta es transformada en glucosa. Esta enzima solo sirve para transformar la fructosa, pero *no tiene efecto sobre fructanos, galactanos ni sorbitol*. Tampoco está indicada para personas con intolerancia hereditaria a la fructosa, condición que, como sabes, no tiene nada que ver con la malabsorción provocada por una alteración funcional del intestino como es nuestro caso.

En España la podemos encontrar de venta en farmacias y en algunas tiendas de dietética especializadas, comercializada en forma de cápsulas. Se suele tomar con un poco de agua justo antes de una comida y el tiempo de acción es de 30 minutos, pero dependerá de la cantidad de fructosa y grado de malabsorción de cada persona.

Y te preguntarás, pero, ¿de verdad es útil? Puede ser una ayuda en ocasiones en las que resulta difícil controlar la cantidad de fructosa de una comida, por ejemplo, si tienes algún evento social, una comida fuera de casa, un compromiso inesperado o, simplemente, porque deseas disfrutar de un bocado rico en fructosa sin tener que padecer luego las consecuencias.

Además, si eres de las personas que padece malabsorción a más componentes y estás siguiendo una dieta pobre en FODMAPs (lactosa, fructosa, sacarosa, fructanos y galactanos), existen también otros suplementos a base de enzimas combinadas idealmente para dicha situación que pueden facilitarte mucho la vida en el mismo sentido.

No obstante, hemos de decir que estamos ante una serie de complementos dietéticos que para nada sustituyen al consejo médico ni el tratamiento dietético individualizado, debiéndose consultar con el especialista que valore la prescripción en cada caso.

Repoblando la microbiota intestinal

La primera línea estratégica para el tratamiento de los síntomas es el manejo a través de la dieta y la eliminación de los alimentos implicados, pero se están descubriendo suplementos con un interesante valor en la recuperación de la colonia de bacterias liliputienses que campan a sus anchas en el interior de nuestro intestino. Sobre todo en aquellas condiciones clínicas en las que la mucosa intestinal se ve afectada, como en casos de Síndrome de Intestino Irritable, infecciones y otras enfermedades inflamatorias.

En capítulos anteriores te hemos dado a conocer qué es eso de la microbiota, y su papel protector de importancia vital. No solo podemos alimentarla con prebióticos, sino que podemos favorecer la repoblación con el consumo de probióticos o de alimentos fermentados.

Los *alimentos fermentados* poseen de forma natural una serie de microorganismos vivos que, además de aportar valor y diversificar nuestra flora intestinal, han sido también los responsables de un cambio deseado en el producto. Si los incluimos de forma cotidiana en nuestra dieta, aumenta la riqueza y potencia la función de nuestra microbiota intestinal, además de otorgar originalidad y distinción a nuestros platos.

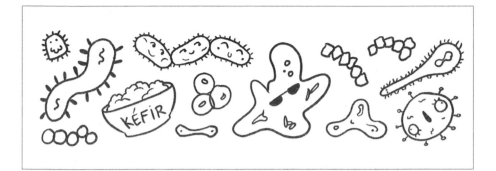

Por esa razón su ingesta resulta esencial, si lo que queremos es mantener una buena salud intestinal de forma natural, aunque cabe decir que no solo deben estar presentes en una cantidad suficiente, sino que deben mantenerse vivitos y coleando en el alimento hasta el final de su vida útil.

Es importante que sepas que, en ciertos casos, los alimentos fermentados (especialmente vegetales fermentados o yogur) también deberán consumirse de forma prudencial o limitada, si por ejemplo existen alteraciones como el SIBO.

En la siguiente lista te mostramos los alimentos fermentados más habituales que puedes consumir como fuente dietética de organismos vivos:

– Kéfir: es una bebida láctea de textura parecida a la del yogur líquido que ha sido fermentada con una mezcla de bacterias y hongos o levaduras. Puedes encontrar kéfir de leche de vaca, cabra y oveja. También tienes la versión del kéfir de agua, en la que no se utilizan lácteos.

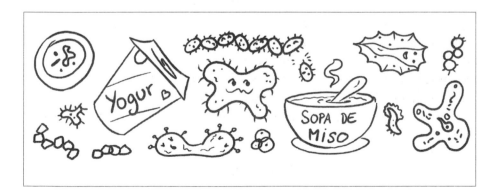

- Té kombucha o kombucha: es una bebida de sabor ligeramente ácido, a base de té, agua y una pequeña cantidad de azúcar, fermentada por bacterias y levaduras que actúan de forma sinérgica.

- Yogur: es un alimento fermentado de sabor ácido y textura gel, en el que habitualmente se utilizan microorganismos como los lactobacilos y las bifidobacterias (en caso de yogures de tipo "bifidus").

- Chucrut o col fermentada: elaborada mediante fermentación espontánea de la col que se inicia debido a la flora presente de forma natural en el vegetal o en el aire, principalmente de la familia de los lactobacilos y los leuconostoc.

- Miso (pasta muy aromática elaborada con habas de soja o cereales y sal marina fermentada con el hongo *koji*), tamari o salsa de soja (que se obtiene de la fermentación de las habas de soja con los hongos *Aspergillus oryzae* o *Aspergillus sojae*) y soyu (salsa de soja que se obtiene a partir de fermentar soja junto a granos de trigo, agua y sal).

- Tempeh (producto a base de habas de leguminosas fermentadas por el hongo *Rhizopus*) y tofu (obtenido mediante la coagulación y fermentación de la leche de soja).

- Otros: vinagre sin pasteurizar, quesos madurados a base de leche cruda, etc.

El valor de los productos fermentados no solo reside en que aportan múltiples microorganismos con efecto probiótico, sino que, además, en la gran mayoría de procesos fermentativos se forman otras sustancias con diversos beneficios para nuestro organismo, como los ácidos orgánicos (ácido butírico, láctico, glucónico, glucurónico, acético...), polifenoles, aminoácidos y péptidos, vitamina K, C y vitaminas del grupo B, y enzimas que pueden ayudar a mejorar nuestra digestión.

Claro que todas estas opciones son beneficiosas y saludables siempre y cuando sean sin azúcares añadidos, y si podemos hilar más fino, de producción ecológica o procedencia de confianza.

Por otro lado, podemos obtener microorganismos vivos mediante la toma de *suplementos probióticos,* compuestos por una o por varias especies de cepas combinadas, seleccionadas meticulosamente y encapsuladas en cantidad suficiente. Las continuas investigaciones acerca de las bondades de estos *bichitos* para la salud del huésped han abierto camino a un amplio espectro de beneficios. Actualmente existen formulaciones muy específicas que pueden formar parte del tratamiento terapéutico en ciertas enfermedades tanto en adultos como en niños.

Pueden obtenerse fácilmente en farmacias y tiendas de dietética especializadas, aunque actualmente existen incluso productos alimentarios que han sido enriquecidos con ellos. Las cepas más utilizadas son las de los géneros *Lactobacillus* y *Bifidobacterium*, pero también se utiliza mucho la levadura *Saccharomyces cerevisiae* y algunas especies de *E. coli* y *Bacillus*.

Las últimas revisiones de la literatura científica han hallado que el tratamiento con probióticos reduce la distensión abdominal y la flatulencia, pudiendo ser efectivos para tratar el dolor abdominal funcional en pacientes con Síndrome de Intestino Irritable. Y conociendo la relación con alteraciones de la permeabilidad intestinal, cabe pensar que también podrán serlo sobre los síntomas de malabsorción de hidratos de carbono.

Por ejemplo, sabemos que ciertas cepas concretas pueden prevenir la diarrea asociada a antibióticos, otras resultan de interés para tratar la diarrea aguda infantil. También las hay que son capaces de aliviar los síntomas de inflamación y ayudar en la recuperación de la integridad de la mucosa intestinal, por lo que pueden ser una estrategia terapéutica muy interesante cuando se pretende reestablecer la normalidad digestiva.

Ahora bien, para mantener contentos y en armonía a estos microorganismos que habitan en el intestino, necesitamos ingerir alimentos prebióticos (manjar para tus bacterias), los cuales te hemos introducido en el capítulo 8 y que puedes ir incorporando en la última fase de tratamiento. Entre los efectos más destacados de un buen consumo de prebióticos (frutas, verduras, hortalizas, legumbres e integrales) tenemos:

- Aumento del número de bifidobacterias.
- Aumento de la absorción de calcio.
- Aumento del volumen de las heces, acortando el tiempo de tránsito gastrointestinal (prevención de estreñimiento).
- Posible reducción de los niveles de lípidos en sangre.

Pero como ya sabes, volvemos a hacer hincapié en la importancia de valorar la tolerancia individual, ya que, aunque sabemos que el consumo de prebióticos aporta múltiples beneficios, pueden tenerse que limitar o controlar cuando existe una alteración del ecosistema intestinal.

Ayudas complementarias

El campo de la investigación es incesante. Esa inquietud por descubrir el origen de las causas y ampliar el conocimiento en búsqueda de otros tratamientos, ha hecho posible que hoy en día existan otras sustancias capaces de mejorar los síntomas intestinales asociados a la malabsorción durante el proceso de recuperación.

La *glutamina* es el aminoácido más abundante en nuestro organismo, y juega un papel fundamental en el mantenimiento de la pared intestinal y el buen funcionamiento del sistema inmune. Actúa mejorando la "función barrera intestinal" fortificando la cohesión entre las células de la pared digestiva (las conocidas uniones estrechas o *tight junction*), que resulta esencialmente útil si padecemos de intestino permeable (frecuente en SII, intolerancias, disbiosis, etc.). Además es capaz de estimular la producción de sustancias antiinflamatorias y reducir el efecto oxidante típico en situaciones de estrés.

La *quercetina* puede encontrarse naturalmente en forma de pigmentos flavonoles que dan color a las plantas. Si bien aquí hablamos de complementos, cebollas, manzanas y uva, son algunos de los alimentos en los que destaca su presencia, confiriéndoles un poderoso valor antioxidante y antiinflamatorio.

Otras sustancias que pueden resultar de interés en la mejora de los síntomas relacionados con una alteración intestinal son el zinc, la biotina, el aloe vera, la betaína o fórmulas multinutrientes ricas en enzimas digestivas.

De la combinación de todos los compuestos, puede surgir un efecto sinérgico que potencie el resultado hacia una esperada recuperación. Pero no se trata de una recomendación estándar, debiendo ser valorada por el especialista en cada caso.

Por ello, nuestra recomendación es que acudas a un Dietista-Nutricionista especializado que pueda pautarte un tratamiento adecuado, seleccionando y ajustando la suplementación de forma individual.

ESPECIAS Y CONDIMENTOS

Ingredientes que podemos encontrar en la despensa de cualquier cocina alrededor del mundo. Alegran y dan vida a nuestros platos, nos evocan momentos sabrosos y reconfortantes. Orégano, tomillo, romero, menta, albahaca, anís estrellado, hinojo, canela, cúrcuma, comino, jengibre, pimienta, y ¡mmmm!...

Las especias tradicionalmente se han utilizado no solo para condimentar y aderezar platos, sino también con fines terapéuticos. La razón se basa en su contenido en polifenoles (terpenos y fenoles), que destacan por sus efectos anticancerígenos, antiinflamatorios y antioxidantes, viéndose que orégano, eneldo, romero, hoja de laurel, jengibre, menta, regaliz y cúrcuma son los más eficaces.

Hay pocos estudios que demuestren el efecto positivo de las especias en la salud intestinal, pero conociendo las tremendas bondades, todo apunta a que esta posibilidad pueda ser cierta. De hecho, un reciente estudio en Estados Unidos contrastaba la acción de incluir especias en la alimentación obteniendo resultados positivos como que el orégano, la pimienta negra, la cayena y el jengibre fueron los más eficaces sobre la diversidad de microorganismos intestinales, reduciendo el número de bacterias patógenas y aumentando las buenas.

No obstante, es cierto que para conseguir estos efectos terapéuticos debemos pensar en el uso que hacemos de ellas como ingredientes, y que las cantidades en las que solemos añadirlas (de 0,5 a 1 gramo) no podemos compararlas con los beneficios de otras estrategias dietéticas o ingredientes. Sencillamente, piensa en ellas y dales la oportunidad de estar presentes en tu menú de cada día.

Estamos seguras de que a partir de ahora vas a añadirlas no solo para deleitarte con tus platos, sino por una razón más profunda que tiene un origen incluso más antiguo que el tuyo propio.

Así que ¡dale *saborrr*!

10. RIESGOS NUTRICIONALES

El cuerpo humano es asombrosamente sabio. Somos un conjunto de miles de reacciones químicas que confluyen a lo largo de todos nuestros tejidos, haciendo posible la existencia de nuestro metabolismo energético. Imaginemos por un momento que nuestro organismo está formado por una compleja red de carreteras y sendas en el que tejido conectivo, órganos, vasos sanguíneos, nervios y demás componentes se encuentran interconectados. ¿Y qué sería de una red de carreteras sin señalización viaria? Conducir sería una locura, ¿no crees? Para ello existen sustancias que ayudan a regular todo ese tráfico y hacen posible que todo funcione de forma correcta. Las vitaminas y los minerales son algunas de ellas, y cualquier déficit o desajuste puede generar problemillas en nuestro tráfico metabólico.

Cuando se padece de una intolerancia alimentaria es más probable que aparezcan carencias nutricionales asociadas. En algunos casos serán leves y podrán ser reestablecidas con cierta agilidad, aunque si se agravan o se prolongan, sí pueden convertirse en un inconveniente y pasarnos factura. De cualquier modo, para establecer cuál puede ser la gravedad de dichos déficits nutricionales, deberemos tener en cuenta cuál es el escenario global (coexistencia de disbiosis, otras intolerancias, SIBO, genética, condiciones de salud individual, etc.).

Nuestro cuerpo puede sintetizar por sí mismo algunos de los nutrientes necesarios para su buen funcionamiento, aunque no todos. Los *nutrientes esenciales* son todos aquellos que no es capaz de sintetizar y que necesitan ser aportados a través de la alimentación. Con más razón, si la intolerancia alimentaria sucede en niños en edad de crecimiento, las consecuencias de cualquier tipo de déficit nutricional pueden comprometer de forma más seria su salud y desarrollo.

La severidad de los síntomas o el nivel de malabsorción de cada individuo serán los que dictarán el grado de restricción alimentaria a aplicar en la primera fase, y la tolerancia probable durante la reintroducción en la segunda. Cuantos más alimentos haya que limitar mayor probabilidad tendremos de no alcanzar las ingestas nutricionales diarias a través de la dieta, por lo que el riesgo de déficit será mayor.

Las frutas, las hortalizas y las verduras tienen una riqueza nutricional valiosa y una dieta sin ellas puede conllevar un bajo aporte de fibra, vitamina C y antioxidantes y compuestos con actividad biológica (como flavonoides, carotenoides, antocianinas o compuestos fenólicos). El riesgo también será mayor cuanto mayor sea la duración de la primera fase. Si el resto de tu alimentación está pautada de forma correcta y recibes consejo sobre qué tipo de suplementación nutricional debes incluir, evitarás riesgos indeseables.

Por otro lado, debemos tener presente que, si nuestro epitelio intestinal está dañado y es disfuncional, habrá mayor riesgo de que nuestros enterocitos pierdan capacidad de absorción de muchos otros nutrientes. La propia inflamación y la posible disbiosis que acompaña también pueden favorecer dicha malabsorción y acabar causando más carencias nutricionales. En concreto se ha visto que minerales como el zinc pueden verse comprometidos. El ácido fólico o la vitamina B9 también puede ver empeorada su absorción.

Según la bibliografía consultada, en este tipo de intolerancias alimentarias también puede existir una mayor tendencia a tener niveles más bajos de hierro y ferritina. Aunque no son tan probables y, a priori, no hay un gran riesgo, en algunas personas intolerantes sí se observa un descenso progresivo de los niveles plasmáticos de ambos.

Aunque la gran mayoría de vitaminas y minerales se encuentran ampliamente distribuidos en todos los alimentos, parece ser que gran parte de la población española no alcanza la ingesta mínima diaria aconsejada. Según los datos del informe ANIBES, estudio realizado por la Fundación Española de la Nutrición que evalúa la ingesta nutricional de los españoles, un porcentaje significativo de la población no cumple con las ingestas recomendadas de zinc, vitamina A, folatos y vitamina E; un porcentaje razonable de personas no cumple con las recomendaciones de vitamina C; y un bajo porcentaje de personas no cumple con las recomendaciones de selenio. El mismo estudio muestra que hay un porcentaje de población importante que tampoco cubre las necesidades diarias de calcio, magnesio y vitamina D.

Así pues, vemos que incluso en personas sanas puede existir una ingesta dietética insuficiente de dichos micronutrientes, por lo que, si además tenemos la capacidad de absorción comprometida o debemos restringir alimentos, será de vital importancia prestar mayor atención a nuestra dieta.

No podemos ofrecer una recomendación general que sirva para todos los casos, ya que la variabilidad individual es tan extensa que se requiere una evaluación detallada de cada caso para establecer con seguridad los riesgos nutricionales plausibles. No obstante, la suplementación nutricional de como mínimo ácido fólico, zinc y vitamina C resulta muy aconsejable.

Que exista una mayor probabilidad de déficits nutricionales no significa que acabe siendo así siempre o en todos los casos. Lo mejor que podemos recomendarte es que consultes a un Dietista-Nutricionista especializado para que valore tu caso de forma individual y te ayude a establecer una pauta de suplementación nutricional adaptada a ti.

11. LA COMPRA: FRUCTOSA Y ETIQUETAS ALIMENTARIAS

En los primeros capítulos hemos visto que la fructosa está con nosotros desde tiempos de Matusalén. La leche materna y después las frutas son nuestras primeras fuentes de dulzura. Hasta que la miel fuera descubierta como la más concentrada, pero también la más costosa de obtener. Y tras siglos de investigaciones, innovaciones, avances y descubrimientos llegamos a lo que en nuestros días conocemos como la industria del azúcar. ¡Y es que está en todas partes!

Sabemos que este hecho, en tu caso, puede llegar a limitar tu día a día, incluso convertirse en una barrera social. Por ello, nuestra intención con este capítulo es mostrarte cómo puedes aprender a leer e interpretar la información que encontramos en los envases, y en base a ello decidir si comprar o no comprar un producto.

¿Eres de los que leen etiquetas alimentarias? ¿O quizá comes a ciegas sin saber qué? Lo cierto es que no nos enseñan a interpretar la información y la gran mayoría de personas no saben identificar si un producto es sano o si es apto o no para una intolerancia alimentaria.

Así que, ¡vamos a ello! En este apartado veremos qué nos dicen las etiquetas, aprenderemos a hacer una compra responsable y con conocimiento de causa para evitarnos situaciones indeseadas.

En capítulos anteriores te hablamos sobre el uso del azúcar como ingrediente tecnológico y explicamos por qué la industria alimentaria tiene tantísimo interés en usarlo en muchos de los productos procesados que fabrica.

Hoy en día sabemos que estos azúcares no solo se añaden para mejorar el sabor y aportar dulzor, sino que también se usan como mejorantes de textura para dar jugosidad, para aportar estabilidad o incluso alargar la conservación.

¿Recuerdas que en el capítulo 2 te explicamos que el jarabe de fructosa era uno de los más usados por la industria, sobre todo en EE.UU.? Pues bien, aunque en España no está tan extendido, sí se encuentra añadido en ciertos productos, sobre todo mezclado con otros jarabes para obtener distintas mezclas mixtas.

Es precisamente el caso del jarabe de glucosa-fructosa (JGF), un sirope líquido con proporción variable de glucosa-fructosa y que aporta entre un 5% y un 50% de fructosa libre. En Europa también puedes encontrarlo bajo el nombre de isoglucosa (>10% de fructosa) y siempre que supere el 50% de fructosa deberá declararse como "jarabe de glucosa-fructosa". La caña, la remolacha, el trigo, el maíz y otras plantas como el agave resultan las más habituales para la extracción de estos tipos de jarabes, que pueden aportar hasta un 70% de fructosa libre.

El JGF es interesante para la industria alimentaria por su facilidad para mezclarse con otros ingredientes a la vez que da sabor y textura (crujiente/húmedo), contribuyendo también a alargar el tiempo de conservación. De modo que se considera una excelente alternativa al azúcar en alimentos líquidos y semisólidos como las bebidas y los helados. Pero lo encontramos distribuido en un amplio surtido de productos de repostería, panadería, confitería, productos a base de cereales (barritas, mezcla de cereales con frutas y frutos secos, etc.), productos lácteos y condimentos como salsas y aderezos varios.

Y para terminar volvemos a nombrar los glúcidos fermentables de los que te hablamos en el capítulo 3: la inulina y la oligofructosa. Ambos son conocidos como fructanos y, además de ser alimento para nuestras bacterias, también tienen características de interés para la industria alimentaria.

Son fáciles de disolver, aportan textura, cuerpo y estabilidad (fibras) y pueden usarse como sustituto de las grasas o como espesantes, por lo que mayoritariamente se encuentran en productos dietéticos o enriquecidos en fibra.

Ya conoces los beneficios del consumo de fibra fermentable para tu salud (capítulo 3) y en el capítulo 8 te hemos dado algunos consejos para ir reintroduciéndola en la fase final del plan dietético. Pero lo primero y lo principal es reducir los síntomas y tratar las causas predisponentes que están alterando tu función intestinal, por lo que en las primeras fases debes tenerlos en cuenta también y saber identificarlos en el etiquetaje alimentario.

En búsqueda de ingredientes conflictivos: comienza la "Misión detective"

Para empezar debemos distinguir entre alimentos que contienen fructosa de manera natural, de aquellos que por un proceso de transformación ha sido añadida con algún interés industrial. De los primeros ya te hemos hablado, y sobre ellos puedes ampliar información en los anexos finales para familiarizarte con ellos y elegir los que mejor convengan. De los envasados... ¡uy!, ¡ojo!, ¡cuidado!

Recuerda que la fructosa no está entre los ingredientes susceptibles de provocar una reacción alérgica, no indican de su presencia de manera destacada como ocurre con la lactosa, el gluten o el huevo. Fácilmente pueden pasar desapercibidos ante nuestros ojos. Sobre todo en el caso de los productos "sin azúcar", donde la presencia de polialcoholes es casi inevitable.

En la etiqueta los podemos encontrar en varias partes: en la lista de ingredientes debe aparecer el nombre de los que contenga, pudiendo o no aparecer el número E-.

Es obligatorio que todos y cada uno de los ingredientes de un producto aparezcan en el envase precedidos de la palabra INGREDIENTES. Además, debes saber que se declaran de mayor a menor cantidad, dándonos pistas sobre la proporción en la que se encuentran en la receta del producto. Cuanto más ultraprocesado es un producto, más larga es toda esta lista de ingredientes, por lo que a simple vista es fácil identificarlo como insano y podemos descartarlo enseguida sin tener que leer toda esa parrafada.

En el envase del producto también se declara el valor nutricional, en el que se da información sobre las calorías, los hidratos de carbono (desglosados en azúcares), las proteínas, las grasas (desglosadas en saturadas), la fibra y la sal. Aunque estos son los mínimos a declarar, algunas empresas ofrecen una valoración nutricional más extensa. No cometas el error de valorar un producto solo por las calorías que lleva o por el numerito que aparece en "hidratos de carbono, de los cuales azúcares". Se debe valorar la información en su conjunto, teniendo en cuenta la lista de ingredientes. Solo de esa forma sabremos discernir entre un producto con azúcar artificial añadido o un producto que posee cierta cantidad de azúcar de forma natural.

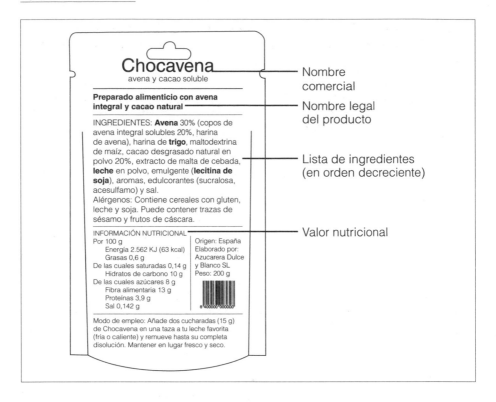

En los productos con declaraciones "sin azúcar" o "sin azúcares añadidos" deben destacar la cantidad de polialcoholes que se haya incluido. En caso de que sea más de uno, los veremos aparecer con la frase "de los cuales polialcoholes".

Aunque los fabricantes pueden actuar con total libertad a la hora de formular y crear un producto, no creas que pueden hacer y deshacer a libre albedrío. Existen normativas y reglamentos que obligan a la industria alimentaria a formular los productos con ciertas bases comunes. Por ejemplo, disponemos del Reglamento (CE) 1333/2008 y sus respectivas modificaciones para establecer listas de los aditivos permitidos en productos alimentarios.

Por otro lado, existe una lista de aditivos edulcorantes aprobados y autorizados (recogida en el Real Decreto 2002/1995 de 7 de diciembre) para su uso en la elaboración de productos alimenticios, así como sus condiciones de utilización.

Aquí y en la mayoría de los casos, querido lector, dada la amplia variabilidad individual de síntomas y causas, tienes que ir probando tu tolerancia a los diferentes alimentos, por ello nuestra insistencia en recomendarte que *leas lo que compras y comes*, y que lleves un diario de alimentación y síntomas, nadie mejor que tú va a saber qué alimento te sienta mejor.

A continuación te mostramos un listado de ingredientes que, como hemos visto, están involucrados en el posible desarrollo de síntomas intestinales en personas con sensibilidad a la fructosa o polioles. Te recomendamos evitarlos durante la fase de eliminación o *reset*:

– Sorbitol (E-420i) y jarabe de sorbitol (E-420ii): Podrás encontrarlo en caramelos sin azúcar, chicles, postres helados y productos de horno. También pueden estar en medicamentos y en suplementos alimentarios.

– Manitol (E-421), Lactitol (E-966) y Glicerol (E-422): Se usan en chicles, chocolates, dulces, refrescos, bollería, galletas y palitos de cangrejo. También pueden estar en medicamentos y en suplementos alimentarios.

– Maltitol (E-965i) o sirope o jarabe de maltitol (E-965ii): El más usado en chocolates "sin azúcar", helados, galletas, refrescos, chicles, caramelos y repostería. También pueden estar en medicamentos y en suplementos alimentarios.

– Xilitol (E-967): En chicles, gominolas y caramelos refrescantes o con efecto mentol. También es frecuente encontrarlo en medicamentos, productos de salud oral como pastillas para la garganta y la tos, complementos vitamínicos para niños, pastas de dientes y colutorios.

– Eritritol (E-968): También aporta sensación de mentolado, por lo que se usa de forma semejante al anterior.

– Azúcar, caña de azúcar o sirope de caña o de maíz: Muy extendido en gran variedad de procesados y ultraprocesados. Que no te confundan con lo de "azúcar de caña". Sigue siendo azúcar y como tal aporta fructosa.

– Azúcar invertido: Solución de fructosa y glucosa libres, por tanto, aporta fructosa, que puede llegar al intestino. Sobre todo en repostería y productos horneados.

– Azúcar de coco.

– Miel de cualquier tipo, concentrado de jugo de caña o miel de caña y melazas de cualquier tipo (excepto la de arroz).

– Jarabe de agave o jarabe de arce: En repostería, productos horneados, helados. También puede comprarse como alternativa a la miel.

– Jarabe de maíz alto en fructosa (JMAF): Suele tener una proporción de 45% glucosa-55% fructosa. Lo encontramos en bollería y galletería industrial, pasteles, panes, helados y dulces.

– Jarabe de inulina rico en fructosa: Sobre todo en productos de repostería, horneados y helados.

– Sirope de remolacha: Sobre todo en productos horneados y repostería.

– Concentrados de fruta: Muy utilizados en zumos, barritas de cereales, bebidas carbonatadas, bebida energéticas, bebidas de té, sidra y licores.

– Fructanos: Inulina y oligofructosa.

– Fructosa.

– Isomalt (E-953).

– Polisacárido: ¡Ojo con esta denominación!, porque es muy genérica y puede contener fructosa.

– Glucósidos de esteviol (E-960): La famosa estevia.

– Esteres de azúcar (E-473 y 474).

– Esteres de sorbitano (del E-491 al E-495): Al ser digeridos, pueden liberar sorbitol en tu intestino.

Seguro que te suenan todos. ¿Sabes si los tienes en casa? Haz una pausa aquí, cierra el libro y ve a la cocina para revisar el arsenal de envases que tienes en la nevera, el congelador y la despensa. Lee con calma cada uno de ellos, fijándote en el listado de ingredientes con atención. Quizá encuentres alguno de los de la lista. Este es el primer paso para sentir que controlas la situación: elegir los alimentos que sean favorables para ti.

¿Hay algún edulcorante que no sea conflictivo en intolerancia a la fructosa o sorbitol?

De haberlos, haylos. Y aunque no nos cansaremos de decir que son prescindibles y no son una alternativa saludable, te facilitamos una lista de los que no empeorarán tu sintomatología digestiva.

- Acesulfamo K (E-950)
- Aspartamo (E-951)
- Ciclamato (E-952)
- Isomaltosa (E-953)
- Sacarina (E-954)
- Sucralosa (E-955)
- Taumatina (E-957)
- Neoesperidina (E-959)
- Neotamo (E-961)
- Sal de aspartamo y acesulfamo (E-962)

Si se acerca tu cumpleaños y te apetece celebrarlo con un bizcocho apto para intolerantes a fructosa o sorbitol, utilizar azúcar común, miel o jarabes será un riesgo. Así que para estos casos sí puedes usar con seguridad otros tipos de azúcares como la dextrosa en polvo, maltodextrina, glucosa líquida o jarabe de arroz o sirope de arroz (este último lo puedes encontrar fácilmente en herboristerías y tiendas de dietética, también conocido como melaza de arroz).

Te recomendamos que hagas pruebas primero para ajustar la receta y obtener el dulzor, el color y la esponjosidad que más te guste.

FRUCTOSA EN SUPLEMENTOS DEPORTIVOS

Tal como te hemos explicado en capítulos anteriores, no todos los carbohidratos son iguales y tampoco se absorben de la misma manera. Si nos referimos a la práctica deportiva, esos azúcares van a actuar como principal fuente de combustible muscular, por lo que la cantidad y la velocidad a la cual se absorban será clave para el rendimiento deportivo.

Existen ciertas situaciones en las que el aporte de carbohidratos debe pautarse de forma controlada para asegurar un suministro eficiente de energía, mejorar la recuperación o reducir la aparición de fatiga. Habitualmente, cuanto mayor es la duración o la intensidad del evento deportivo, más importante es la necesidad de reponer esa "gasolina muscular".

Sabemos que nuestro intestino no es capaz de absorber de golpe una gran cantidad de carbohidratos. Por otro lado, cuando practicamos ejercicio físico, se potencia el funcionamiento de todo nuestro sistema musculoesquelético en detrimento de nuestro sistema digestivo, por lo que existe mayor susceptibilidad a padecer molestias intestinales.

Por esa razón, la gran mayoría de suplementos deportivos están formulados a base de distintas mezclas de azúcares que pretenden potenciar su asimilación de forma individual, optimizando el suministro de energía sin generar problemas de saturación y acumulación.

Geles, barritas energéticas, batidos recuperadores, bebidas isotónicas o golosinas deportivas, suelen tener casi siempre fructosa combinada en diferentes proporciones con otros azúcares como la glucosa, la sacarosa, la dextrosa, las amilopectinas o las maltodextrinas, etc., en función del objetivo nutricional deportivo buscado. Los deportistas que padecen intolerancia a la fructosa o el sorbitol deben estar muy atentos al etiquetado nutricional de la suplementación deportiva y valorar el asesoramiento por parte de un Dietista-Nutricionista especializado.

¿Y SI ME VOY A COMER FUERA? CONSEJOS BÁSICOS QUE DEBES SABER

Aquí la cosa se complica. Y cuando te dispones a quedar con amigos entorno a una mesa te lo piensas dos veces. Esta es una de las limitaciones que supone sufrir algún tipo de relación enemiga relacionada con los alimentos: la barrera social que seguramente hayas experimentado por no lamentar las probables consecuencias de esos encuentros.

Como ya sabes, la legislación actual obliga a los bares y los restaurantes a declarar todos los alérgenos, plato por plato. El alérgico queda protegido, pero no el intolerante. No obstante, te recomendamos hacer una buena selección del sitio, escoge siempre lugares de confianza, en los que apliquen buenas prácticas de manipulación de alimentos y en los que sus trabajadores tengan buen conocimiento y formación sobre el menú ofrecido.

Desde que existe esta normativa, el grado de concienciación y atención es mucho más positivo, así que probablemente puedan también orientarte y ayudarte para que disfrutes de tu comida sin padecer consecuencias. Así que no te cortes, ¡y pregunta! Consulta al camarero los ingredientes del plato o indícale tú los que no puedes consumir. Infórmate sobre si son platos caseros o hay alguno que sea preparado (procesado) e incluso te animamos a proponer alguna adaptación de receta si ves que puede ser una opción sencilla para no salirte demasiado de la carta.

Si con toda la información no te convence, evita malos tragos (nunca mejor dicho), y ve a lo seguro.

Finalmente, el mejor consejo que podemos darte, querido lector, es que practiques el principio de precaución según lo expuesto, evitando en la medida de tus posibilidades, y según la tolerancia, los alimentos y productos implicados que limitan tu salud intestinal y general para hacerte la vida más agradable. Hacer la compra y cambiar la tendencia a más mercado y menos supermercado es una forma de acercarte a lo original y mínimamente adulterado, asegurándote que esa harina no es más que eso, un producto de la molienda del cereal del que procede, que después transformarás para darle forma de masa esponjosa con ingredientes de tu tolerancia.

Y ¿qué te parece si, para ir abriendo boca, continúas leyendo y te dejas llevar por los sentidos? Vamos a dejar de escribir para pasar a la acción en el siguiente escenario.

¡A cocinar!

12. RECETAS RICAS Y SALUDABLES BAJAS EN FRUCTOSA/SORBITOL
(para hacerte la vida más fácil)

A continuación te presentamos nuestra mejor selección de recetas sanas, sabrosas y con bajo contenido en fructosa y sorbitol, revisadas por las dos Dietistas-Nutricionistas que han elaborado este trabajo.

Con ellas pretendemos darte una visión positiva y sabrosa de la cocina saludable y animarte a que las pruebes y te quedes con las que más te gusten para darle un toque motivador y novedoso a tus platos, sin sufrir los molestos síntomas de malabsorción después.

Descubrirás que realmente comer sin fructosa o sorbitol no tiene por qué ser aburrido ni difícil, sino todo lo contrario. Además, las hemos planteado de tal forma que sean también sin lactosa y sin gluten, para que no tengas problemas digestivos en caso de padecer también de dichas intolerancias.

Como Dietistas-Nutricionistas nos gusta recordar que, siempre que sea posible, debemos hacer uso de alimentos de temporada y de proximidad, ya que, además de favorecer la sostenibilidad y la variedad de especies, nos permiten disfrutar íntegramente de sus propiedades al estar en su grado óptimo de maduración. De manera que en función de tu lugar de residencia, hábitos y costumbres culinarias puedes adaptar las recetas que te proponemos a continuación.

Platos principales para comidas y cenas

Ensalada de rúcula, rabanitos, zanahoria, gambas y aceitunas negras

Ingredientes:

>   100 g de rúcula
>   60 g de gambas peladas (o 5 langostinos cocidos)
>   2 rabanitos
>   1 zanahoria pequeña
>   7 aceitunas negras
>   Pimienta negra y orégano
>   Zumo de limón
>   Aceite de oliva virgen extra

Preparación:

Lava y escurre bien las hojas de rúcula. Mientras, calienta una sartén con un chorrito de aceite de oliva y cocina las gambas a fuego medio, lo justo para darle un golpe de calor.

Prepara una pasta de aceitunas triturándolas con un poco de aceite, un chorrito de zumo de limón y orégano.

Coloca la rúcula en la base de una ensaladera y añade los rabanitos cortados en rodajas. Con la ayuda de un pelador de patata, haz tallarines con la zanahoria y disponla de forma decorativa sobre la ensalada.

Termina añadiendo las gambas a la plancha, y la pasta de aceitunas negras por encima.

Dato práctico: puedes prepararla también con berros o escarola, o mezclar varias hojas para conseguir más volumen.

Huevos a la plancha con guarnición de brócoli, hinojo y sésamo con cúrcuma

Ingredientes:

>   150 g de brócoli
>   1-2 huevos de gallinas felices (los del número 0)
>   Un trocito de hinojo fresco
>   1 c/c de semillas de sésamo
>   Una pizca de pimienta negra, otra de orégano y otra de cúrcuma
>   Aceite de oliva virgen extra

Preparación:

Lava el brócoli y córtalo en ramilletes no muy grandes. Corta el bulbo de hinojo por la mitad y usa un cuarto picándolo fino.

Vierte el brócoli y el hinojo en una sartén con un poco de aceite de oliva, y saltéalo unos 7 minutos. Agrega las semillas de sésamo y remuévelo.

Mientras, cocina el huevo a la plancha. Lo mejor es hacerlo en una sartén antiadherente con muy poco aceite de oliva y tapándolo con tapa para que se cocine bien la clara.

Sirve el salteado sobre un plato llano. Coloca los dos huevos en un lado y espécialos con orégano y pimienta. Y ¡a disfrutar!

Revuelto de espinacas con champiñones, lino y piñones

Ingredientes:

Un manojo de espinacas frescas
3 champiñones
1 c/c de semillas de lino
½ puñado de piñones
Aceite de oliva virgen extra
Una pizca de pimienta blanca

Preparación:

Corta el tallo de los champiñones que estaba en contacto con la tierra. Lava y córtalos en láminas. Haz lo mismo con las espinacas, pero esta vez córtalas en trozos más gruesos.

En una sartén vierte aceite de oliva. Cuando esté caliente, agrega los piñones y las semillas de lino, y deja que se doren un poco.

Agrega los champiñones y rehógalo un par de minutos, y a continuación añade las espinacas. Añade la pimienta y remuévelo de vez en cuando para que se integren bien todos los ingredientes. Vierte el salteado en un plato bonito y ya lo tienes listo para servir en la mesa.

Crema de calabaza y zanahoria con cúrcuma y trocitos de jamón curado

Ingredientes:

200 g de calabaza
1 zanahoria

1 patata pequeña

½ litro de agua o caldo de verduras (sin cebolla, ajo, pimiento...; verduras de tolerancia)

Una pizca de cúrcuma

1-2 lonchas finas de jamón curado

Aceite de oliva virgen extra

Preparación:

Añade el aceite en una cacerola y pocha la calabaza, la zanahoria y la patata cortadas a trozos.

Cubre con el agua o el caldo de verduras (o mezcla ambos en la cantidad que más te guste, según si quieres un sabor más o menos intenso).

Añade la punta de una cucharita de cúrcuma, o al gusto.

Deja hervir 12 minutos, hasta que las verduras estén tiernas. Tritúralo y sírvelo caliente.

Para hacer el crujiente de jamón, coloca una loncha entre dos trozos de papel de cocina. Ponlo encima de un plato y métalo en microondas unos 3 minutos (dependiendo del grosor, tardará más o menos).

Para terminar añade unos trocitos de jamón crujiente y unas semillas de calabaza para decorar.

Salmón salvaje al vapor con ralladura de naranja y guarnición de puré de patata con cebollino

Ingredientes:

1 lomo de salmón fresco y limpio

3-4 judías verdes (planas o redondas: perona o bobi)

1 zanahoria pequeña

1 patata mediana

1 c/p de ralladura de piel de naranja (fina)

Una pizca de cebollino fresco

Aceite de oliva virgen extra

Preparación:

Lava, pela y trocea la patata. Ponla a cocer en una olla con abundante agua hasta que quede tierna. Cuando estén cocidas, cuélalas y tritúralas con una batidora, pasapurés o tenedor. En la misma olla retira el agua, y calienta media cucharada de aceite y un poco de bebida vegetal (puedes usar leche, si la toleras bien). Añade la patata machacada, añade unas hojas de cebollino picado fino, y remuévelo. Salpimienta y mezcla hasta que quede cremoso.

Lava, pela y corta las verduras en tiras finas.

Cocina las verduras y el salmón al vapor con una vaporera o un cazo y una rejilla de vapor. Coloca el salmón en un ladito y las verduras en el otro y ralla la naranja por encima para que deje el aroma. Tapa y déjalo cocinar entre 4 y 5 minutos.

Una vez cocinado el pescado, sírvelo en un plato junto con el puré de patata y las verduras.

Dato práctico: si te acuerdas, puedes preparar la patata el día anterior y dejarla enfriar en la nevera para transformarla en prebiótica (siempre que te encuentres en la fase 2-3).

Salteado de pollo con zanahoria, chirivía, perejil y pipas de girasol

Ingredientes:

1 pechuga de pollo feliz y fresco (de corral, ecológico o de crianza respetuosa)
1 zanahoria
1 chirivía pequeña
Una pizca de pimienta negra y otra de perejil
Un puñado pequeño de semillas de girasol
Aceite de oliva virgen extra

Preparación:

Lava y pela la zanahoria y la chirivía. Córtalas en rodajas finas y resérvalas.

Rehógalas en una sartén con aceite de oliva.

Añade la pechuga de pollo cortada en tiras o dados, y remuévelo para que se vayan integrando los ingredientes.

Espolvorea unas hojas de perejil fresco picado y las pipas de girasol.

Puedes servirlo acompañado de boniato o patata asada para conseguir un plato completo y delicioso.

Jamoncitos de pavo al horno con zanahoria y patata

Ingredientes:

1-2 muslos de pavo feliz y fresco (de corral, ecológico o de crianza respetuosa)
1 zanahoria
1 patata mediana
Una pizca de tomillo y otra de pimienta negra
Aceite de oliva virgen extra

Preparación:

Lava, pela y corta las patatas y las zanahorias en rodajas no muy gruesas. Mezcla el aceite con unas hojas de tomillo.

En un recipiente apto para el horno extiende las patatas y la zanahoria y píntalas con ayuda de un pincel, con el aceite que has preparado. Introdúcelas en el horno a 180 °C durante 15 minutos.

Mientras las patatas están en el horno, vierte en una sartén aceite de oliva y sella el pavo a fuego medio-alto, dando la vuelta para que se dore por ambos lados.

Saca las patatas del horno y coloca los muslos de pavo sobre ellas, añade pimienta y devuélvelos al horno para que se termine de cocinar, durante 15 minutos aproximadamente.

Caldo de verduras con tapioca, col, chirivía y pilota

Ingredientes:

Caldo de ave
50 g de col rizada
1 zanahoria
½ chirivía
Pilota
20 g de tapioca

Preparación:

Vierte en un cazo grande el caldo, la col y la chirivía cortada en trozos y la zanahoria rallada.

Cuando empiece a hervir, añade la *pilota* de carne previamente preparada (con carne 100%) y déjalo cocinar unos minutos. Añade la tapioca y deja que se cocine a fuego bajo unos 10 minutos (revisa instrucciones del fabricante por si acaso varía el tiempo de cocción).

Puedes comprar la *pilota* ya hecha (¡cuidadín!, suelen llevar ajo y es rico en fructanos), o bien hacerlas tú con carne picada de ternera, cerdo o pollo, harina o pan rallado, huevo y perejil.

Sírvelo calentito en un recipiente, y disfruta de lo reconfortante del momento.

Almejas al vapor con limón, con guarnición de quinoa, judía verde y calabaza

Ingredientes:

100 g de almejas
½ vaso de quinoa (si sobra, ya tienes para otro día)
1 vaso de agua
Un puñado de judías bobi
Un trozo de calabaza, de unos 100 g
½ limón
Una pizca de perejil o cilantro fresco
Aceite de oliva virgen extra

Preparación:

Pon a punto las almejas dejándolas en un recipiente con agua fría y sal durante al menos 30 minutos, removiendo de vez en cuando.

Calienta una sartén con un poco de aceite, añade las almejas y unas rodajas de limón, y cocínalas 3 minutos tapadas. Ve revisándolas y, cuando ya estén abiertas, apaga el fuego y resérvalas.

Mientras tanto, prepara la guarnición: lava bien la quinoa debajo del chorro de agua fría con un colador fino. En una olla, pon tres partes de agua por una de quinoa, y cuando empiece a hervir, échala y déjalo cocinar unos 20 minutos (hasta que la semilla se abra). Retíralo del fuego y cuélala.

Pela y corta en dados la calabaza. También corta en trozos pequeños las judías verdes.

En una sartén con un poquito de aceite, saltea la calabaza y las judías a fuego medio. Cuando estén cocinadas, añade la quinoa y el perejil y saltéalo un par de minutos. Retíralo del fuego y sírvelo como guarnición.

Dato práctico: si necesitas ir rápido, cocina las verduras al vapor en el microondas. Además puedes aprovechar para preparar más cantidad de quinoa (y de todo, ya puestos) y tener listo para otro día.

Lenguado al limón con guarnición de mijo salteado con guisantes, zanahoria y albahaca

Ingredientes:

1 lenguado de tamaño medio
50 g de mijo y agua (triple del volumen de mijo)
Un puñado de guisantes congelados
Una zanahoria pequeña
Unas hojas de albahaca fresca
½ limón
Aceite de oliva virgen extra

Preparación:

Lava bien el mijo bajo el chorro de agua con la ayuda de un colador. Echa en una cacerola 3 partes de agua por 1 de mijo, y hiérvelo durante 20 minutos. Escúrrelo y resérvalo.

Calienta una sartén con aceite de oliva y rehoga la zanahoria cortada en tiras. Añade los guisantes y mézclalos. Vierte el mijo cocido y remuévelo unos minutos para que se integren los ingredientes.

Por otra parte, cocina el lenguado a la plancha o al vapor en el microondas con unas rodajas de limón y unas hojas de albahaca encima.

Sirve el pescado con la guarnición y ¡disfruta del conjunto aromático que desprende!

Arroz meloso de calabaza, chipirones y cúrcuma

Ingredientes:

50 g de arroz bomba
150 ml de caldo de pescado
100 g de calabaza
5 calamares pequeños
Aceite de oliva virgen extra
Una pizca de pimienta y otra de cúrcuma

Preparación:

Calienta una sartén con aceite de oliva, y rehoga los calamares unos minutos. Corta la calabaza en dados, agrégala a la sartén y añade una pizca de cúrcuma y pimienta.

Vierte el arroz y mezcla todos los ingredientes un par de minutos. Añade el caldo de pescado caliente. Cocina a fuego medio hasta que el arroz esté cocinado (aproximadamente 15 minutos).

Deja reposar unos 5 minutos, y compártelo en buena compañía.

Fideos de arroz salteados con trocitos de rape, brócoli y guisantes

Ingredientes:

Un lomo de rape, de unos 120 g
250 ml de caldo de pescado
Un trozo grande de brócoli
Un puñado de guisantes
60 g de fideos de arroz o *noddles*
Una pizca de romero o perejil
Aceite de oliva virgen extra

Preparación:

En una cacerola pon a hervir el caldo de pescado. Cuando rompa a hervir, retira del fuego y añade los fideos. Se hidratarán en 3-5 minutos. Inmediatamente después, escurre para eliminar el resto de agua. Tienen que quedar sueltos y más bien "al dente".

Mientras tanto, lava y corta el brócoli, en flores, y saltea en una sartén con aceite de oliva. Remueve, y cuando empiece a tomar color, vierte los dados de rape. Añade los fideos y los guisantes cocidos. Remuévelo.

Termina espolvoreando una pizca de romero o de perejil fresco picado (como más te inspire).

Sírvelo recién hecho ¡y disfruta!

Crema de brócoli, judía verde y chirivía. Sardinas asadas con zumo de limón y hierbas provenzales

Ingredientes:

Un trozo mediano de brócoli
6-7 judías verdes planas

½ chirivía
4 sardinas frescas
Zumo de limón
Una pizca de hierbas provenzales y unos granos de pimienta
1 c/p semillas de sésamo blanco
Aceite de oliva virgen extra

Preparación:

Lava y corta el brócoli. También las judías verdes y la chirivía pelada. Introduce las verduras en una olla con aceite de oliva, y rehógalo unos minutos. Cúbrelo con agua, y cocínalas hasta que estén tiernas. Resérvalas.

Cocina las sardinas limpias a la plancha con un chorrito de limón, los granos de pimienta y la pizca de hierbas provenzales.

Antes de sentarte a la mesa, tritura las verduras con una batidora, y sírvelas en un cuenco. Puedes decorar la crema con unas semillas de sésamo blanco.

Sirve las sardinas en un plato junto con un gajo de limón para aderezar al gusto.

Fajitas con carne, espinacas, champiñones y salsa de zanahoria y almendras

Ingredientes para la masa de las tortillas para fajitas:

2 tazas de harina de maíz
1 + ⅓ de tazas de agua templada
Pizca de sal

Ingredientes del relleno:

Carne picada de pollo campero o ternera de calidad
Un puñado grande de espinacas
3 champiñones
2 zanahorias
½ vaso de agua
1 c/s de almendra troceada (o puedes usar 6-7 enteras)
Una pizca de comino en polvo
Aceite de oliva virgen extra

Preparación de las tortillas para fajitas:

Calienta un poco el agua, pero sin que llegue a quemar (debe estar templada). En un bol mezcla el agua y la harina y amasa la mezcla con las manos. Debe quedar una masa homogénea, que no se pegue en los dedos. Déjala reposar entre 5 y 10 minutos.

Coge una porción de masa, forma una bola con las manos y aplástala ligeramente. Puedes usar un rodillo para formar una tortilla de grosor homogéneo. Si lo necesitas, utiliza papel antiadherente para poder despegar la masa del rodillo fácilmente.

Calienta la sartén a fuego medio y añade unas gotitas de aceite de oliva virgen extra. Coloca la tortilla y cocínala a fuego medio. Sabrás que está hecha cuando agites la sartén y comience a moverse fácilmente. Voltea y cocina por ambos lados de forma uniforme.

Reserva las tortillas apiladas y tapadas para que mantengan su calor.

Preparación del relleno:

Pon en un cazo las zanahorias peladas y cortadas en rodajas. Añade el agua y déjalas cocinar durante 20 minutos hasta que la zanahoria esté tierna. Cuando esté lista, añade la almendra picada y el comino. Remuévelo, tritúralo y resérvalo. Mientras tanto, cocina la carne en una sartén con un chorrito de aceite, removiéndolo para que se dore de forma homogénea.

Por otra parte saltea los champiñones lavados y cortados en láminas. Añade las espinacas, y remuévelo hasta que reduzcan de tamaño.

¡Y llegó la parte divertida! Pasa primero la tortilla de maíz por la sartén para calentarla un poco, colócala luego en un plato, añade primero un puñado de la mezcla de verduras salteadas y, sobre esta, una cucharada de carne. Antes de cerrarla, adereza con la salsa de almendras y listo. ¡Perfectas para disfrutar entre amigos!

Tortilla de patatas y espinacas con gambas

Ingredientes:

1 patata mediana
2 huevos de gallinas felices (del número 0)
200 g de espinacas frescas
100 g de gambas cocidas o 6 langostinos
Aceite de oliva virgen extra y una pizca de pimienta negra molida

Preparación:

Lava, pela y corta las patatas en gajos. Ponlas a cocer en una cacerola con agua hirviendo hasta que queden tiernas (unos 15 minutos dependiendo del tamaño de los trozos).

Mientras tanto, si es necesario, lava y corta un poco las espinacas, y saltéalas en una sartén aparte con aceite de oliva. Añade una pizca de pimienta. Remueve y reserva.

Por otro lado, bate los huevos. Una vez cocinadas las patatas, escúrrelas y cháfalas con un tenedor. Añade las espinacas, mézclalo y agrega los huevos batidos.

Remueve para que se integren los ingredientes, y cuaja la tortilla en una sartén con un poco de aceite de oliva.

Dato práctico: puedes preparar minitortillas individuales cogiendo porciones de la mezcla con una cuchara y cuajándolas en flaneras dentro del horno. Además, puedes cambiar las espinacas por otra verdura de tolerancia, por ejemplo, con brócoli quedan fetén.

Pollo a la mostaza con cúrcuma

Ingredientes:

1-2 contramuslos de pollo feliz y fresco (de corral, ecológico o de crianza respetuosa)
20 g de mostaza de Dijon
1 c/p vinagre de Módena
Una pizca de pimienta negra molida y otra de cúrcuma
Aceite de oliva virgen extra

Preparación:

En un bol pequeño mezcla la mostaza, una cucharada de aceite, el vinagre y una pizca de cúrcuma. Remuévelo bien hasta tener una mezcla homogénea, bien emulsionada.

Limpia los contramuslos de los restos de grasa, y añade la pimienta por todos sus lados. Colócalos en una fuente de horno, rocíalos con la salsa de mostaza e introdúcela en el horno precalentado a 200 °C. Asa durante 25 minutos aproximadamente (el tiempo dependerá del tipo de horno. Mejor si lo vas controlando).

Una vez cocinado, sírvelo y ¡disfruta!

Dato práctico: puedes acompañar este delicioso plato con una guarnición de patatas asadas (al horno o al microondas, depende del tiempo que tengas) y especiarlas con pimienta y cúrcuma.

Desayunos

Tostada nórdica

Ingredientes:

- 1 rebanada de pan de espelta (en últimas fases y si toleras bien, integral)
- 1 huevo de gallina feliz (del número 0)
- 1 loncha de salmón ahumado
- 1 rabanito
- Una pizca de eneldo

Preparación:

Tuesta el pan y resérvalo. Corta el rabanito en rodajas. Mientras, en una sartén con aceite de oliva prepara los huevos revueltos.

Cubre la tostada con el revuelto de huevo, coloca encima unas láminas de rábano, el salmón ahumado y decóralo con eneldo.

Pudding *de chía con bebida de arroz, canela, cacao y menta fresca*

Ingredientes:

- Un vaso de 200 ml de bebida de arroz
- 4 c/s de semillas de chía
- 1 c/c de canela
- 1 onza de chocolate negro de al menos 85% de cacao
- Unas hojas de menta fresca

Preparación:

Mezcla la bebida de arroz, las semillas de chía y la canela, y déjalo reposar 15 minutos.

Remueve de nuevo, y mantén en refrigeración durante unas 2 horas.

A la hora de servir, ralla el chocolate por encima del *pudding* y coloca la menta picada por encima.

Dato práctico: mejor si lo preparas la noche anterior y lo dejas reposar. También puedes añadir unos trozos de fruta de tu tolerancia.

Yogur natural o kéfir con arándanos y copos de avena

Ingredientes:

1 yogur natural o 100 ml de kéfir sin azúcar, de vaca, cabra u oveja

1 puñado de arándanos

40 g de copos de avena o de trigo sarraceno

Preparación:

Vierte en una batidora el yogur y los copos.

Prepara un bol bonito, vierte la mezcla anterior y, sobre esta, los arándanos.

Un desayuno para respirar y disfrutar sin contratiempos.

Tostada con tahín y coco rallado

Ingredientes:

1 rebanada de pan de espelta

1 c/p de crema de sésamo tostado o tahín

1 c/p de coco rallado

Preparación:

Tuesta la rebanada de pan. Resérvala. Úntala con la crema de sésamo y sobre esta espolvorea el coco rallado.

Inspiración: pon una mesa bonita, busca tu canción favorita, siéntate, respira hondo y disfruta de cada bocado.

Crepes de trigo sarraceno con jamón y rúcula

Ingredientes:

50 g de harina de trigo sarraceno o arroz

125 ml de agua o bebida de arroz sin azúcar

1 huevo de gallinas felices (del número 0)

1 loncha de jamón curado

Unas hojas de rúcula

Aceite de oliva virgen extra

Chorrito de limón

Preparación:

Bate los huevos. En un cuenco coloca la harina y el líquido (agua o bebida de arroz).

Añade el huevo. Remuévelo.

Pon una sartén a fuego medio con un poco de aceite de oliva. Con ayuda de un cucharón, vierte una porción de la masa mientras la mueves un poco hacia los lados de manera que se reparta por toda la superficie. Pasado un minuto, verás que se despega de la sartén, momento emocionante para darle la vuelta y cocinar por el otro lado.

Sirve la crepe con la loncha de jamón, unas hojas de rúcula y aderézalo con un chorrito de zumo de limón.

Granola casera de copos de avena, semillas y frutos secos

Ingredientes:

100 g de copos de avena o trigo sarraceno

1 c/s de sirope de arroz

1 c/s de semillas de lino y otra c/s de sésamo negro

2 puñados de nueces

50 g de arándanos deshidratados

Preparación:

Precalienta el horno a 180 °C.

En un recipiente mezcla los copos de avena, las nueces picadas y las semillas de lino y sésamo. Remuévelo para que se integre todo.

En un cazo disuelve el sirope con un poco de agua caliente sin que llegue a hervir (1 minuto es suficiente, solo para que licúe un poco y pueda mezclarse fácilmente). Añádelo al recipiente anterior de manera que impregne todos los ingredientes. Remángate bien y mézclalo con los dedos para que el jarabe impregne de forma homogénea.

Coloca papel vegetal sobre la bandeja de horno y reparte la mezcla. Hornea a 180 °C durante 10-15 minutos.

Sácalo del horno y con una o dos cucharas remuévelo bien (la idea es que vaya tostando por igual, y no solo la capa superior). Vuelve a introducirlo en el horno otros 10 minutos. Retíralo del horno, añádele ahora los arándanos, remuévelo todo e introdúcelo de nuevo 5 minutos más.

Pasado ese tiempo, retira la bandeja del horno y déjalo enfriar.

Dato práctico: guarda la granola en un tarro de vidrio y disfrútala como desayuno o merienda para acompañar un yogur, kéfir o leche, si toleras bien... ¡Deliciosa! Puedes utilizar otro tipo de frutos secos distintos y semillas al gusto (de girasol, calabaza, amapola, etc.). Puedes consultar esta receta propuesta por Sonia en su Instagram, si quieres probar otra versión: https://www.instagram.com/p/BvXB953n1GK/.

Porridge *con bebida de arroz, zanahoria, copos de avena, canela y ralladura de naranja*

Ingredientes (para 2 personas):

100 g de copos de avena o trigo sarraceno
180 ml de bebida de arroz, de almendra o avena sin azúcar
2 zanahorias
Una pizca de canela en polvo
Un trozo de piel de naranja
Media nuez y una pizca de sésamo (para la decoración)

Preparación:

Pela la zanahoria, corta solo una mitad en trozos irregulares y, con ayuda de un triturador de alimentos, tritura hasta obtener una especie de zumo. Añade un poco de bebida vegetal para que pueda quedar de textura bien fina.

Prepara un cazo mediano. Ralla e introduce la otra mitad de la zanahoria, los copos, la canela, el trozo de piel de naranja y el zumo de zanahoria.

Mézclalo con una cuchara y cocínalo a fuego medio durante unos 10 minutos.

Remuévelo de nuevo, apártalo del fuego y déjalo reposar un minuto.

Prepara un tazón bonito y sírvelo caliente con media nuez encima y semillas de sésamo para decorar.

¡Mmmm...! Una deliciosa, energética y reconfortante manera de empezar el día.

SNACKS Y TENTEMPIÉS SALUDABLES

Tortitas de patata y zanahoria

Ingredientes:

2 zanahorias medianas
1 patata grande
Una pizca de sal y otra de orégano seco
1 huevo de gallinas felices (del número 0)
1 c/s de harina de maíz o espelta
Aceite de oliva virgen extra

Preparación:

Bate el huevo en un cuenco, añade la harina y mézclalo bien.

Pela la patata y las zanahorias y, a continuación, rállalas con un rallador de corte grueso.

Coloca la patata y la zanahoria ralladas sobre un paño o papel de cocina para quitar el exceso de humedad. Salpimienta a gusto y añade el orégano.

Añade las verduras al cuenco y mézclalo bien para integrar los ingredientes.

Coge un puñado de la mezcla y forma pequeñas tortitas de tamaño similar. Pon a calentar una sartén con un poco de aceite de oliva y dora las tortitas 4 minutos por cada lado.

Paté o untable de zanahoria y almendra

Ingredientes:

4 zanahorias
125 g de almendra en polvo o harina de almendras
Una pizca de albahaca
Aceite de oliva virgen extra
1 c/c de semillas de sésamo

Preparación:

Pela y corta las zanahorias en rodajas y ponlas a cocer con agua suficiente para cubrirlas. Una vez tiernas, escúrrelas y resérvalas.

Calienta una sartén con un poco de aceite de oliva y rehoga la zanahoria para que tome un poco de color y sabor tostado.

Tritúralo con un chorrito de aceite de oliva hasta obtener una crema fina. Después añade el polvo o la harina de almendra y remuévelo.

Coloca la mezcla en pequeños recipientes de cristal con tapa metálica y déjalos enfriar en la nevera. Cuando lo sirvas, decóralo con unas semillas de sésamo.

Dato práctico: puedes tomar este paté con unos *crackers* de trigo sarraceno y aceitunas hechos también en casa (con la receta que te indicamos más adelante).

Palomitas caseras con cúrcuma y especias

Ingredientes:

70 g de granos de maíz

2 c/s aceite de oliva virgen extra

1 c/c de cúrcuma

1 c/s de orégano o albahaca

Preparación:

Añade el aceite, la cúrcuma y las especias en un recipiente apto para microondas.

Mézclalo bien para unificar los ingredientes, añade los granos de maíz y vuélvelo a remover para que impregnen bien.

Tapa el recipiente con una tapa o plato y cocina en el microondas de 2 a 4 minutos a máxima potencia (800 W).

Sírvelo en un recipiente y ¡disfruta de estas palomitas de cine!

Pancakes o tortitas sin gluten (harina de arroz, maíz o sarraceno)

Ingredientes:

½ de vaso de harina de arroz

1 huevo de gallinas felices (del número 0)

⅓ vaso de bebida de arroz, almendra, avena o leche, si es de tu tolerancia

Aceite de oliva virgen extra

Preparación:

Introduce los ingredientes en tu batidora y tritúralos.

Calienta una sartén untada con un poco de aceite de oliva. Con ayuda de una cuchara, vierte la masa intentando que quede en forma redonda. Cuando veas que los bordes se han despegado, es el momento de darle la vuelta y cocinarlo por el otro lado.

Sigue el mismo procedimiento con el resto de la masa.

Puedes servir y disfrutar de estas tortitas con infinidad de ingredientes: puedes untar pasta de tahín con nueces pecanas troceadas.

Vierte salsa de arándanos y coco rallado (arándanos calentados al microondas para poder chafarlos y hacer una especie de "mermelada" sin azúcar).

Añádela a la masa zanahoria rallada.

Sírvela con champiñones salteados y pesto de almendras (albahaca fresca, almendra triturada y aceite de oliva virgen extra).

Bizcocho casero de zanahoria

Ingredientes:

2 huevos de gallinas felices (del número 0)
1 yogur natural sin azúcar o ½ vaso de bebida de arroz o avena
2 zanahorias
150 g de harina de espelta + 50 g de copos de avena o trigo sarraceno
70-80 g de dextrosa
2 c/s de aceite de oliva virgen extra
1 c/p de levadura en polvo

Preparación:

Precalienta el horno a 160 °C.

Pela y pica la zanahoria con ayuda de un procesador de alimentos. En su defecto, puedes rallarla de forma manual, pero ¡prepárate para hacer brazos!

En un recipiente hondo añadimos el yogur, la zanahoria rallada y el aceite. Lo batimos para mezclar todos los ingredientes.

Separa las yemas de las claras. Coloca las yemas junto con la dextrosa en un recipiente hondo y bátelo bien hasta obtener una mezcla espumosa.

Añade la harina y la levadura a las yemas removiéndolo con suavidad, poco a poco, y con ayuda de un tamizador.

Monta las claras a punto de nieve y, con mucho cuidado, añádelas a la mezcla anterior removiéndolo con suavidad con la ayuda de una espátula.

Vierte la masa en un molde apto para horno, previamente untado con un poco de aceite, e introduce en el horno durante 35-45 minutos. Para comprobar la cocción, pincha con un palillo o cuchillo el centro del bizcocho: si sale limpio, ¡es que ya está listo!

Dato práctico: las masas horneadas admiten cualquier ingrediente. Eso sí, piensa en aquellos que no te producen molestias: si tienes, puedes aromatizar con un poco de vaina de vainilla. Sustituye la zanahoria por calabaza y añade especias al gusto. Los bizcochos con dextrosa o jarabe de arroz deben hornearse a una temperatura inferior a los convencionales.

Versión de bizcocho con jarabe de arroz: Si deseas hacer este mismo bizcocho con jarabe de arroz, te recomendamos que adaptes la receta para regular bien la proporción entre líquidos y sólidos: 1 yogur natural, 3 huevos, 4 cucharadas de aceite de oliva suave, 300 g de harina de espelta o avena, 180 g de jarabe de arroz, 1 sobre de levadura, ralladura de un limón y zumo de un limón. Sigue los mismos pasos que en la receta anterior.

Galletas de avena con semillas y frutos secos

Ingredientes:

150 g de copos de avena
70 g de harina de trigo sarraceno
40-50 g de jarabe de arroz
1 c/s de aceite de oliva virgen extra
40 ml de bebida de avena sin azúcares añadidos
1 huevo de gallinas felices (del número 0)
1 c/c de canela en polvo
½ c/s de levadura química (tipo Royal)
Una pizca de sal
1 c/s de semillas de sésamo
4-5 nueces picadas

Preparación:

Precalienta el horno a 180 °C.

Primeramente, mezcla todos los ingredientes secos.

Bate los huevos y añade la bebida vegetal y el aceite.

Mezcla los ingredientes sólidos con los líquidos y remuévelos bien para que se unifiquen. Añade los complementos que más te apetezcan como, por ejemplo, semillas de sésamo, nueces, lino, avellanas, etc.

Hornea a 180 °C hasta que adquieran un bonito color dorado. Unos 15 minutos pueden ser suficientes, pero los tiempos pueden variar según el tipo de horno.

Dato práctico: puedes probar y hacer diferentes mezclas con otros ingredientes permitidos como ralladura de naranja o limón, jengibre en polvo, anís...

Crackers *de trigo sarraceno especiadas*

Ingredientes:

120 g de harina de trigo sarraceno

50 ml de agua aproximadamente (quizás menos)

3 c/s de aceite de oliva virgen extra

1 c/p de cúrcuma

1 c/p de tomillo, orégano seco

Una pizca de semillas de lino y sésamo para decorar

Una pizca de pimienta y sal

Preparación:

En un cuenco mezcla la harina, la sal, las especias y la pimienta.

Añade el aceite de oliva y el agua, y mézclalo con las manos hasta conseguir una masa húmeda, pero que no se pegue en los dedos. La harina de trigo sarraceno necesita poca agua, porque enseguida se humedece, por lo que es mejor que la añadas poco a poco para no pasarte y tener que rectificar con más harina. Aunque si te ocurre, esa es la solución.

Envuélvalo en papel film y déjalo reposar 10-15 minutos. Precalienta el horno a 170 °C.

Estira la masa con ayuda de un rodillo hasta conseguir 3 cm de grosor.

Con un cortapastas o cuchillo, recorta en forma de rectángulos o la forma deseada (también puedes darle forma de bastoncillos... ¡imaginación al poder!).

Dispón los rectángulos en una bandeja de horno. Pincela con agua y añade unas semillas al gusto, aplastando un poquito para que se peguen bien y no se caigan.

Hornéalo a 170°C durante 12-15 minutos hasta que se hayan dorado un poco. Déjalos enfriar fuera de la bandeja, y saboréalos como aperitivo o como snack fuera de casa.

Dato práctico: un snack saludable y genial para acompañar con una pasta de aceitunas u *olivada*, por ejemplo.

Vinagretas

Base: 3 c/s AOVE + 1 c/s de vinagre.

Complementos: especias y hierbas aromáticas (pimienta, comino, cúrcuma, jengibre en polvo, canela, menta, tomillo, romero...); ralladura de limón y naranja; mostaza Dijon; pasta de aceitunas verdes y negras.

– Aromática: añade a la base perejil, albahaca, romero y menta.
– Mostaza: añade 1 c/p de mostaza Dijon.
– De limón: sustituye el vinagre por zumo de limón y añade a la base eneldo fresco o seco. Para aderezar platos de pescado.
– Cítricos: añade a la base ralladura de naranja o limón.
– Oriental: 2 c/s de AOVE + 1 c/s de aceite de sésamo y puñado de anacardos picados o molidos.

Contenido en fructosa de algunas especias y condimentos

Alimento	Gramos de fructosa / 100 g	Gramos de fructosa / ración de consumo	
Vinagre balsámico	7,38	0,738	1 cucharada de postre (10 g)
Vinagre de sidra de manzana	0,3	0,03	1 cucharada de postre (10 g)
Paprika (especia)	6,71	0,013	1 cucharada de café (0,2 g)
Chili en polvo	4,29	0,07	1 cucharada de café (1,5 g)

Jengibre (raíz)	1,78	0,004	Trocito de raíz (0,5-0,7 g)
Cebolla en polvo	1,67	0,03	1 cucharada de café (1,5 g)
Orégano seco	1,13	0,002	1 cucharada de café (0,2 g)
Canela	1,11	0,015	1 cucharada de café (1,5 g)
Clavos de olor	1,07	0,002	3 unidades (0,2 g)
Curri en polvo	0,79	0,015	1 cucharada de café (1,5 g)
Albahaca seca	0,75	0,002	1 cucharada de café (0,2 g)
Cúrcuma (raíz)	0,45	0,001	Trocito de raíz (0,2 g)
Perejil seco	0,42	0,001	1 cucharada de café (0,2 g)
Ajo en polvo	0,31	0,007	1 cucharada de café (1,5 g)
Semilla de amapola	0,29	0,004	1 cucharada de café (1,5 g)
Pimienta negra	0,23	<0,01	3 granos (0,2 g)
Salsa de mostaza Dijon tradicional	0,23	0,008	1 cucharada de café (3,5 g)
Albahaca fresca	0,02	0,000	1 cucharada de café (0,2 g)
Semilla de mostaza	0,02	<0,01	1 cucharada de café (1,5 g)

Tabla 8. Contenido en fructosa de especias y condimentos habituales. (Adaptado de USDA Food database).

INFUSIONES

- Infusión de té verde con ralladura de lima y hoja de menta fresca.
- Infusión de ralladura de limón, raíz de jengibre troceada y ramita de eneldo.
- Infusión de ralladura de naranja, canela en rama, trocito de regaliz y una pizca de vainilla.
- Infusión de semillas de anís, semillas de hinojo y canela en rama.
- Infusión de melisa, trocito de cúrcuma y menta fresca.
- Infusión de semillas de cardamomo, trocito de cúrcuma, canela en rama, trocito de jengibre, pizca de pimienta negra e hinojo.

Leyenda de abreviaturas: AOVE: aceite de oliva virgen extra – c/s: cucharada sopera – c/p: cucharada de postre – c/c: cucharada de café.

ANEXOS

Hoja de ruta en intolerancia a la fructosa

A modo de resumen general, esta herramienta puede ser útil para entender mejor el proceso y la evolución de la intolerancia. No obstante, el manejo clínico en cada caso dependerá de las características particulares. De manera que, volvemos a insistir, consulta con un profesional cualificado para obtener un tratamiento individual concreto, adecuado, y lo más actualizado posible.

Dieta totalmente libre (0,0%) Fase 1

+ probiótico (si no hay SIBO)
+ suplemento vitaminas-minerales
A valorar por el especialista

De 2-3 semanas
hasta 3 meses

**Mejora de síntomas
(ausentes o mejora significativa)**

Inicio de fase de introducción de
alimentos (cantidad controlada)
Fase 2

Registro y control de
cantidades ingeridas

Sin tiempo definido

**Alimentación "normal"
(se conocen los alimentos conflictivos
y las cantidades máximas toleradas)
Fase 3**

Contenido en fructosa de verduras, hortalizas y frutas

A continuación te mostramos las principales verduras, hortalizas y frutas organizadas de forma creciente en distintas tablas en función de su contenido en fructosa y polioles.

Nota importante: Estas tablas de composición son orientativas. Encontrar fuentes de información fiables sobre la cantidad de nutrientes no es tarea fácil, porque son tantos los factores que influyen en su variabilidad (sistema de producción y cultivo, alimentación, entorno, suelo, nivel de maduración, clima, etc.) que, según donde se haya tomado la muestra, podemos o no extrapolarlo a nuestro contexto. Por ejemplo, cuanto más madura está una fruta, normalmente más cantidad de azúcares libres contiene (fructosa, glucosa...).

Los datos que verás a continuación han sido extraídos de la bibliografía científica consultada y de herramientas de bases de datos como la del Departamento de Agricultura de Estados Unidos (USDA).

Tabla 1: contenido muy bajo en fructosa (< 0,5 g / 100 g)		
Alimento	Gramos de fructosa / 100 g	Gramos de fructosa / ración de consumo
Acelga hervida	0,5-0,6	0,75-0,9 Plato pequeño
Lechuga (coral verde)	0,5	0,75 Plato grande
Lima	0,5	0,75 1 unidad
Col de Bruselas hervida	0,4-0,8	0,9 Plato pequeño
Brócoli hervido	0,4-0,7	0,9 Plato pequeño
Coco	0,4	0,6 ½ unidad
Apio	0,3-0,7	0,75 Plato pequeño
Judía verde hervida	0,3-0,5	0,6 Plato pequeño
Rúcula, escarola	0,3-0,4	0,5 Plato grande
Espinacas hervidas	0,3	0,5 Plato pequeño
Apio	0,3-0,7	0,75 Plato pequeño
Maíz enlatado sin azúcar	0,2-0,8	0,75 Bote pequeño
Endibia	0,2-0,5	0,45 2 unidades (150 g)
Lechuga (coral rojo)	0,1-0,3	0,3 Plato grande
Aguacate, guisantes	0,1-0,2	0,25 ½ unidad mediana

Tapioca	0,1-0,2	0,12	60 g
Champiñón salteado	0,15	0,22	Plato pequeño
Lechuga (*radicchio* o xicoria), berros	0,1	0,15	Plato grande
Alcachofas al horno, microondas salpimentada	0-0,3	0-0,45	3 unidades medianas (150 g)

Tabla 2: contenido bajo en fructosa (0,6-0,9 g / 100 g)		
Alimento	Gramos de fructosa / 100 g	Gramos de fructosa / ración de consumo
Coliflor hervida	0,9	1,35 — Plato pequeño
Rábano	0,8-1,3	1,7 — 10-15 uds. (150 g)
Chirivía	0,8-1	1,2 — Unidad pequeña (100 g)
Lechuga romana	0,8-1	1,4 — Plato grande (150 g)
Espárrago blanco o espárrago verde	0,8	1,2 — 5-6 unidades
Rábano	0,8-1,3	1,7 — 10-15 uds. (150 g)
Ajo	0,6-1	0,04 — ½ diente (3 g)
Lechuga hoja de roble	0,6	0,9 — Plato grande (150 g)
Limón	0,6	0,75 — 1 unidad
Arándano	0,6	0,9 — Plato de postre (150 g)
Albaricoque	0,4-0,9	1,1 — 2-3 piezas medianas (150 g)
Contenido variable según variedad y tipo de cultivo		
Puerro hervido, cocinado	0,9-3,4	0,4-1,7 — ½ unidad (70 g)
Cebolla cruda, cocinada	0,8-3,2	0,5-1,6 — ½ unidad (70 g)
Pepino	0,5-2,1	0,8-3,2 — Unidad pequeña
Hinojo	0,5-1,2	0,75-1,8 — ½ unidad (150 g)
Zanahoria cruda	0,5-1,2	0,75-1,8 — 2-3 uds. pequeñas (150 g)
Col tipo mustard y col china	<0,5	0,75 — Plato pequeño

Zanahoria hervida	0,4-1,3	0,6-2	Plato pequeño
Calabaza (*butternut* la que menos contenido)	0,3-1,8	0,45-2,7	¼- ½ unidad
Col hervida	0,2-2,2	0,3-3,2	Plato pequeño
Remolacha en conserva	0,2-2,1	0,3-3,15	2 unidades medianas (150 g)
Patata (nueva con mayor contenido, mejor si es vieja)	0,1-1,2	0,25-1,8	Unidad mediana o 2 uds. pequeñas
Lechuga iceberg	0,1-1	0,25-1,5	Plato grande (150 g)

Tabla 3: alto contenido en fructosa (1-6 g / 100 g)		
Alimento	Gramos de fructosa / 100 g	Gramos de fructosa / ración de consumo
Granada	5,7	6,8	Unidad pequeña (120 g)
Kiwi *gold*	5,7	6,8	Unidad pequeña (120 g)
Caqui	5,5-8	6,6-9,6	Unidad pequeña (120 g)
Cerezas	5,2	6,2	Plato de postre (120 g)
Macedonia	4,3	4,3	Bol pequeño (100 g)
Piña en su jugo	4,2	5	2 rodajas (120 g)
Kiwi *green*	4,1	4,9	Unidad pequeña (120 g)
Higo	4	4,8	4 unidades (120 g)
Zumo de piña envasado	3,8	5,7	½ vaso (150 ml)
Frambuesas	3,6	7,2	Plato de postre (200 g)
Grosella	3,5	7	Plato de postre (200 g)
Papaya	3,5	7	Plato de postre (200 g)
Níspero	2,7	5,4	5 unidades (200 g)
Mango	2,7-4,7	3,2-5,6	Plato de postre (120 g)
Zumo de naranja envasado	2,4	3,6	½ vaso (150 ml)
Mora	2,3-5,1	5,7-12,7	Plato de postre (250 g)
Plátano	2,2-6,4	2,2-6,4	Unidad mediana (100 g)
Sandía	2,2-3,4	5,5-8,5	Tajada mediana (250 g)

Fresa, fresón	2,2	5,5	8 unidades (250 g)
Pimiento rojo asado	2,1	3,2	Unidad mediana (150 g)
Melón cantaloup	1,9-2,7	4,8-6,8	Tajada mediana (250 g)
Pimiento rojo	1,9	2,9	Unidad mediana (150 g)
Maracuyá / fruta de la pasión	1,9	3,8	Plato de postre (200 g)
Naranja	1,9	3,8	Unidad grande (200 g)
Zumo de uva envasado	1,8-2,3	2,7-3,5	½ vaso (150 ml)
Piña	1,8-2,2	2,2-2,6	Tajada mediana (120 g)
Tomate de pera	1,8	2,7	Unidad mediana (150 g)
Pomelo	1,8	4,5	Unidad mediana (250 g)
Melón Galia	1,7-2,9	4,3-7,5	Tajada mediana (250 g)
Salsa de tomate frito	1,7	0,34	Cucharada sopera (20 g)
Ciruelas	1,6-3	1,9-3,6	Unidad mediana (120 g)
Berenjena asada (plancha)	1,6	2,4	Plato llano (150 g)
Melocotón	1,5-1,9	3-3,8	Unidad mediana (200 g)
Mermelada sin azúcar	1,5	0,03	Cucharada de postre (20 g)
Cebollino	1,3-1,9	0,06-0,1	Cucharada de postre (5 g)
Melocotón almíbar	1,3	1,6	2 mitades (120 g)
Nectarina	1,3	1,6	Unidad pequeña (120 g)
Tomate maduro	1,2-1,5	1,8-2,25	Unidad mediana (150 g)
Tomate cherry	1,2-1,4	1,8-2,1	8 unidades (150 g)
Pimiento verde asado	1,1	1,7	Unidad mediana (150 g)
Calabacín asado (plancha)	1,1	1,7	½ unidad (150 g)
Habas hervidas	1,1	0,55	Plato pequeño (50 g)
Judía blanca hervida	1,1	0,66	Plato hondo (60 g)
Patata Desirée (piel roja)	>1	1	Unidad pequeña (100 g)
Mandarinas	1-2,8	1,2-3,3	2 unidades (120 g)
Pimiento verde	1	1,5	2 unidades (150 g)
Col blanca *pak choi*	0,8-2,2	1,2-3,3	Plato pequeño (150 g)

Tabla 4: muy alto contenido en fructosa (> 6 g / 100 g)		
Alimento	Gramos de fructosa / 100 g	Gramos de fructosa / ración de consumo
Miel	58,1	5,8	Cucharada sopera (15 g)
Dátil deshidratado	33,4	6,7	2 unidades (20 g)
Pasas sultanas	29-37,3	5,8-7,46	16 unidades (20 g)
Mermelada	12,9-20	1,95-3	Cucharada de postre (15 g)
Orejón de albaricoque	12,5	5	3-5 unidades (40 g)
Piña en almíbar	9,1	10,9	2 rodajas (120 g)
Ketchup	8,7	1,7	Cucharada sopera (20 g)
Lichi	7,6	9,1	8 unidades (120 g)
Pera Packhams Triumph	6,8-9,7	8-11,6	Unidad mediana (120 g)
Manzana Fuji	6,5-7,7	7,8-5,3	Unidad pequeña (120 g)
Manzana Jonathan	6,5	7,8	Unidad pequeña (120 g)
Membrillo	6,4	16	Unidad mediana (250 g)
Chirimoya	6,3	7,5	Unidad pequeña (120 g)
Pera Bosc	6,3	7,5	Unidad mediana (120 g)
Manzana Golden	6,1-6,8	7,3-8	Unidad pequeña (120 g)
Uva blanca	6-10	7,2-12	12 unidades (120 g)
Manzana Royal Gala	6-7	7,8	Unidad pequeña (120 g)
Manzana Granny Smith	6	7,2	Unidad pequeña (120 g)
Pera asiática (Nashi)	6	7,2	Unidad pequeña (120 g)
Manzana Pink Lady	5,6-6,4	6,7-7,7	Unidad pequeña (120 g)

Tabla 5: contenido en sorbitol u otros polioles / 100 g				
Alimento	Gramos de polioles (g) / 100 g	Gramos de polioles (g) / ración de consumo		Tipo
Wasabi	11,1 y 0,3	0,3-0,009	Condimento japonés (1-3 g)	Sorbitol y manitol
Uvas pasas	10-25	2-5	16 unidades (20 g)	Sorbitol
Ciruelas pasas	6,55	1,3	4 unidades (20 g)	Sorbitol
Melocotón deshidratado	5,4	1,08	2 mitades (20 g)	Sorbitol
Albaricoque deshidratado (orejones), mora albaricoque	4,6-4,8	0,9	3-4 unidades (20 g)	Sorbitol
Coliflor	2,6	3,9	Plato llano (150 g)	Manitol
Chips de manzana o manzana deshidratada	2,55	1,28	Plato pequeño (50 g)	Sorbitol
Apio, setas	2,4-2,6	3,75	Plato pequeño (150 g)	Manitol
Pera	2,2	2,64	Unidad mediana (120 g)	Sorbitol
Ciruela	2	2,4	Unidad mediana (120 g)	Sorbitol
Calabaza, guisantes	1,5	2,25	Plato llano, ¼ ud. (150 g)	Manitol
Cereza	1,4-2	1,7-2,4	Plato de postre (120 g)	Sorbitol
Dátiles deshidratados	1,35	0,27	2 unidades (20 g)	Sorbitol
Zumo de pera	1,1-2	1,7-3	½ vaso (150 ml)	Sorbitol
Albaricoque	0,8	1,2	2-3 piezas medianas (150 g)	Sorbitol
Aguacate	0,7	0,35	½ unidad pequeña (50 g)	Sorbitol
Melocotón	0,6	1,2	Unidad mediana (200 g)	Sorbitol
Manzana	0,5	0,6	Unidad pequeña (120 g)	Sorbitol
Boniato, sandía	0,3	0,6	Unidad pequeña / tajada mediana (200 g)	Manitol

Zanahoria, pepino, remolacha, apio, rábano, cebolla, uva blanca o negra	0,2	0,3	Plato pequeño (150 g)	Sorbitol
Leche de coco	0,1	0,15	Vaso de 150 ml	Sorbitol
Frambuesa	0,1	0,2	Plato de postre (200 g)	Manitol
Fresa, frambuesa, arándano	< 0,1	< 0,2	Plato de postre (200 g)	Sorbitol

ALIMENTOS RICOS EN FODMAPs

Te presentamos una clasificación de los alimentos más comunes ricos en FODMAPs.

Tabla 6: alimentos que contienen FODMAPs	
	Alimentos
Monosacáridos (fructosa)	• Frutas: manzana, pera, sandía, uva, mango, papaya, caqui, lichi, piña y chirimoya • Frutas de hueso: melocotón, albaricoque, ciruela, cereza y nectarina • Frutas deshidratadas: higo, dátil, albaricoque y ciruela • Zumos de fruta: natural y comerciales • Miel • Mermelada y salsas: tomate, *chutney*, salsa agridulce y barbacoa • Snacks comerciales como barritas de cereales y frutos secos • Cualquier producto de bollería y repostería elaborado con fructosa como azúcar añadido • Vinos dulces (jerez, oporto y vermut), whisky y brandi • Jarabe de maíz rico en fructosa: bebidas de frutas, bebidas gaseosas, siropes y jaleas
Disacáridos (lactosa)	Productos elaborados con leche de vaca, cabra, oveja: leche, yogures, queso, mantequilla, nata, helados, flan, cuajada, natillas, etc.

Ologosacáridos (fructanos o galactanos)	• Verduras y hortalizas: cebolla, ajo, puerro, alcachofa, espárrago, champiñón, coles de Bruselas, concentrado de tomate, achicoria y repollo • Cereales integrales: trigo, centeno, avena y productos elaborados a base de ellos (pan, pasta, *noodles*, cereales de desayuno, galletas y masas horneadas) • Legumbres: lentejas, alubias, garbanzos, habas y guisantes • Frutos secos: pistachos
Polioles (sorbitol, manitol, maltitol, isomaltitol, xilitol)	• Frutas (sorbitol): nectarina, albaricoque, melocotón, caqui, manzana, pera, ciruelas y cerezas • Verduras y hortalizas (manitol): coliflor y aguacate • Caramelos y chicles sin azúcar (xilitol) • Colutorios, pastas dentífricas y medicamentos en forma de jarabes y otras pueden contener polioles como excipientes

Tabla 7: listado de otros ingredientes y aditivos de interés

La siguiente tabla muestra a modo de resumen los diferentes tipos de sustancias que pueden encontrarse como ingredientes o aditivos. Están clasificados en función de su capacidad para provocar síntomas en una intolerancia a la fructosa o al sorbitol. Para completar esta información, consulta el capítulo 11 (fructosa y etiquetas alimentarias) sobre el contenido de estas sustancias en alimentos procesados.

Sustancia	¿Aconsejable?
Fructosa	Dosis máxima tolerada
Polioles (edulcorantes acabados en -*ol*), incluida la estevia (glucósidos de esteviol)	Dosis máxima tolerada
Sacarosa (azúcar, azúcar de remolacha, azúcar moreno, azúcar de caña, sirope de caña, panela y azúcar mascabado)	Dosis máxima tolerada
Familia de la rafinosa (habas): rafinosa, verbascosa y estaquiosa	Dosis máxima tolerada
Fructo-oligosacáridos, oligofructosa y raftilosa	Dosis máxima tolerada
Inulina (fructano o fructosano)	No
Mieles, jalea o polen	No

Sirope o jarabe de arce o de agave, melaza, miel de caña, azúcar de coco	No
Sirope de fruta, jarabe o sirope de maíz**	No
Siropes y jarabes de fructosa o HFCS (de sus siglas en inglés, jarabe de maíz alto en fructosa)	No
Azúcar invertido	No
Lactulosa	No
Tagatosa	No
Glucosa, sirope de glucosa	Sí
Sirope o jarabe de arroz	Sí
Dextrosa, polidextrosa (E1200)	Sí
Xilo-oligosacáridos, Galacto-oligosacáridos	Sí
Celulosa (E460)	Sí
Dextrina	Sí
Dextrosa	Sí
Glicógeno o glucógeno	Sí
Maltodextrinas	Sí
Maltosa, isomaltosa	Sí
Manosa	Sí
Almidón	Sí
Pectina, alginato E440, carragenato E407, gomas (gellan E418, guar E412, xantana E415, arábiga E414, tragacanto E413)	Sí
Lactosa	Sí (excepto intolerancia a la lactosa o enfermedad intestinal)
Trehalosa	Sí (excepto intolerantes a la trehalosa o a champiñones, celiaquía, o enfermedad intestinal)
Galactosa	Sí (excepto intolerancia a la lactosa o enfermedad intestinal)

**Siropes: en ocasiones parte del sirope es tratado con enzimas para hacerlo más dulce. En este proceso la glucosa se convierte en fructosa.

REGISTRO DE REINTRODUCCIÓN (DIARIO DIETÉTICO DE SÍNTOMAS)

Te recomendamos encarecidamente llevar un diario de síntomas relacionados con la comida para tomar nota de cualquier cambio en la salud que observes en los siguientes días de reintroducción de alimentos. Puede ayudarte a identificar y obtener datos clave para gestionar tu salud.

Fecha	Alimento (tipo y forma de consumo)	Cantidad (g)	Síntomas y sensaciones

RECURSOS FINALES

En este apartado hemos querido recoger una serie de recursos, fuentes y herramientas que creemos que pueden ser útiles y dar soporte al lector.

LECTURAS NUTRITIVAS RECOMENDADAS

La digestión es la cuestión, de Giulia Enders.
Alimentación prebiótica, de Xavi Cañellas, Jesús Sanchís, Xavier Aguado y Lucía Redondo.
La clave está en la digestión, de Lene Knudsen.
El intestino feliz, de Justin y Erica Sonnenburg.
Conozca su caca, del Dr. Adrian Schulte.
Microbiota. Los microbios de tu organismo, de Igancio López Goñi.
Bacterias. La revolución digestiva, de la Dra. Irina Matveikova.
Recetas sabrosas bajas en fructosa, de Anne Kamp y Christiane Schäfer.
Comer atentos, de Jan Chozen Bays.
Food Intolerances: Fructose Malabsorption, Lactose and Histamine Intolerance, de Michael Zechmann y Genny Masterman (inglés).

RECURSOS DESCARGABLES

Puedes visitar la página web https://sonianutricion.com/libro/ y descargar algunas herramientas útiles como registros, menús y otros recursos que pueden ser de tu interés.

APPs

Monash University FODMAP Diet APP: Es una aplicación elaborada por la Universidad de Monash (Australia) que puedes utilizar como recurso práctico, sobre todo en las primeras fases, ya que permite conocer fácilmente y de manera muy visual la cantidad de sustancias fermentables y polialcoholes de diversos alimentos. Puede ser útil para consultar e ir comprobando tu tolerancia. Consulta la página web para obtener más información: https://www.monashfodmap.com/.

Nooddle: Come sano, fácilmente APP: Es una aplicación que ofrece un catálogo de recetas saludables y equilibradas que organiza de forma muy visual, práctica y atractiva. Todas ellas han sido valoradas por Dietistas-Nutricionistas. Puedes encontrar recetas sencillas, sanas y sabrosas teniendo en cuenta ciertos alérgenos (huevo, marisco...), gluten y lactosa. Consulta la página web para obtener más información: https://www.nooddle.es/home.

Alimenthia (Allergeneat) APP: Es una aplicación que contiene una base de datos con más de 120.000 productos y que permite al usuario crear distintos perfiles de ingredientes teniendo en cuenta alergias e intolerancias alimentarias. También ofrece información sobre etiquetado alimentario y facilita la lectura e interpretación de este, categorizando el producto como apto o no apto en función del tipo de dieta de exclusión (FODMAP, fructosa, huevo, leche, vegana, sorbitol...). Consulta la página web para obtener más información: https://www.alimenthia.com/app/.

Si estás interesad@ en conocer más sobre las autoras, puedes ponerte en contacto aquí:

SONIA GONZÁLEZ BAILÓN
Página web: www.sonianutricion.com
Correo electrónico: info@sonianutricion.com
Instagram: @sonia.nutricion
Facebook: sgonzaleznutricion

M. PILAR GÓMEZ VILLENA
Página web: www.pilargomeznutricion.com
Correo electrónico: info@pilargomeznutricion.com
Instagram: @mapi_nutricionista
Facebook: @pigomez.nutricion

BIBLIOGRAFÍA

ADRADA E., BALLESTEROS R., TOLEDO B., OCHOA S., FERNÁNDEZ S., SEVERO F., U. L., ROMERO N., Hospital H., de E. "Intolerancia a los hidratos de carbono: lactosa y fructosa". *Eur. Rev. Med. Pharmacol Sci.* 2014; 2:1-43.

Agencia Internacional de Investigación sobre el Cáncer (IARC). Grupo de trabajo de evaluación de riesgos carcinogénicos en humanos. *Monográfico sobre carne roja y procesada.* Vol. 114. Lyon. 2018. [Fecha de consulta: 6 de diciembre de 2018.] Disponible en: http://publications.iarc.fr/

ALMARAZ R., FUENTES M., MILLA S., PLAZA B., BERMEJO LÓPEZ L., CANDELA C. "Fiber-type indication among different pathologies". *Nutr. Hosp.* 2015; 31(6):2372-83.

Asociación Española de Gastroenterología (AEG). *Documento de actualización de la guía de práctica clínica sobre el Síndrome de Intestino Irritable.* Madrid. IMC. 2018.

AVENA N., RADA P., HOEBEL B. "Evidence for sugar addiction: Behavioral and neurochemical effects of intermittent, excessive sugar intake". *Neurosci Biobehav Rev.* 2008; 32(1):20-39.

BARRETT J. "Extending our knowledge of fermentable, short-chain carbohydrates for managing gastrointestinal symptoms". *Nutr. Clin. Pract.* 2013; 28(3):300-6.

Base de Datos Española de Composición de Alimentos (BEDCA) [Web]: http://www.sennutricion.org/es/2013/05/15/base-de-datos-espaola-de-composicin-de-alimentos-bedca

BERG L., FAGERLI E., MARTINUSSEN M., MYHRE A., FLORHOLMEN J., GOLL R. "Effect of fructose-reduced diet in patients with irritable bowel syndrome, and its correlation to a standard fructose breath test". *Scand J. Gastroenterol.* 2013; 48 (8):936-43.

BERG L., FAGERLI E., MYHRE A., FLORHOLMEN J., GOLL R. "Self-reported dietary fructose intolerance in irritable bowel syndrome: Proposed diagnostic criteria". *World J. Gastroenterol.* 2015; 21(18):5677-84.

BIDWELL A. "Chronic fructose ingestion as a major health concern: Is a sedentary lifestyle making it worse? A review". *Nutrients.* 2017; 9(6).

BORGE N., PÉREZ J. *Transporte a través de membrana.* Universidad de Cantabria. 2010; 2:1-7.

BORN P. "The clinical impact of carbohydrate malabsorption". *Arab. J. Gastroenterol.* 2011; 12(1):1-4.

BRADEN B. "Methods and functions: Breath tests". *Best Pract. Res. Clin. Gastroenterol.* 2009; 23:337-52.

CAMPOS V., TAPPY L. "Physiological handling of dietary fructose-containing sugars: implications for health". *Int. J. Obes. (Lond.).* 2016; 40(S1):S6-S11.

CANANI R., PEZZELLA V., AMOROSO A., COZZOLINO T., DI SCALA C., PASSARIELLO A. "Diagnosing and treating intolerance to carbohydrates in children". *Nutrients.* 2016; 8(3):157.

CASELLAS F., BURGOS R., MARCOS A., SANTOS J., CIRIZA-DE-LOS-RÍOS C., GARCÍA-MANZANARES A., POLANCO I., PUY-PORTILLO M., VILLARINO A., LEMA-MARQUÉS B., VÁZQUEZ-ALFÉREZ M. "Documento de consenso sobre las dietas de exclusión en el síndrome del intestino irritable (SII)". *Rev. Esp. Enferm. Dig.* 2018; 110 (12):806-824.

CAÑELLAS X., SANCHÍS J., AGUADO X., REDONDO L. *Alimentación prebiótica para una microbiota intestinal sana.* 1a ed. Barcelona: Plataforma Editorial. 2017.

CHEY W. *Food:* "The main course to wellness and illness in patients with irritable bowel syndrome". *Am J. Gastroenterol.* 2016; 111(3):366-71.

CHOI Y., JOHLIN F., SUMMERS R., JACKSON M., RAO S. "Fructose intolerance: An under-recognized problem". *Am J. Gastroenterol.* 2003; 98(6):1348-53.

CHONG M., FIELDING B., FRAYN K. "Mechanisms for the acute effect of fructose on postprandial lipemia". *Am. J. Clin. Nutri.* 2007; 85(6):1511-20.

DE CHRISTOPHER L., TUCKER K. "Excess free fructose, high-fructose corn syrup and adult asthma: The Framingham Offspring Cohort". *Br. J. Nutri.* 2018; 119(10):1157-67.

DI BARTOLOMEO F., VAN DEN ENDE W. "Fructose and Fructans: Opposite Effects on Health?" *Plant Foods Hum. Nutr.* 2015; 70(3):227-37.

DI NICOLANTONIO J., MEHTA V., ONKARAMURTHY N., O'KEEFE J. "Fructose-induced inflammation and increased cortisol: A new mechanism for how sugar induces visceral adiposity". *Prog. Cardiovasc Dis.* 2018; 61(1):3-9.

DOUARD V., FERRARIS R. "Regulation of the fructose transporter GLUT5 in health and disease". *Am J. Physiol Endocrinol Metab.* 2008; 295(2):E227-37.

ENKO D., MEINITZER A., BRANDMAYR W., HALWACHS-BAUMANN G., SCHNEDL W., KRIEGSHÄUSER G. "Association between increased plasma levels of homocysteine and depression observed in individuals with primary lactose malabsorption". *PloS One.* 2018; 13(8):1-9.

ENKO D., WAGNER H., KRIEGSHÄUSER G., BRANDMAYR W., HALWACHS-BAUMANN G., SCHNEDL W. J., ZELZER S., MANGGE H., MEINITZER A. "Assessment of tryptophan metabolism and signs of depression in individuals with carbohydrate malabsorption". *Psychiatry Res.* 2018; 262:595-99.

ENKO D., MEINITZER A., MANGGE H., KRIEGSHÄUSER G., HALWACHS-BAUMANN G., REININGHAUS E., BENGESSER S., SCHNEDL W. "Concomitant Prevalence of Low Serum Diamine Oxidase Activity and Carbohydrate Malabsorption". *Can J. Gastroenterol Hepatol* vol. 2016, artículo ID 4893501, 4 páginas, 2016.

ESQUIVEL-SOLÍS V., GÓMEZ-SALAS G. *Implicaciones metabólicas del consumo excesivo de fructosa.* AMC. 2007; 49(4).

EVANS P., PIESSE C., BAK Y., KELLOW J. "Fructose-sorbitol malabsorption and symptom provocation in irritable bowel syndrome: relationship to enteric hypersensitivity and dysmotility". *Scand. J. Gastroenterol.* 1998; 33(11):1158-63.

FEDEWA A., RAO S. "Dietary fructose intolerance, fructan intolerance and FODMAPs". *Curr. Gastroenterol Rep.* 2014; 16(1):370.

FERNÁNDEZ N., CARDELLE-COBAS A., REGAL P., CEPEDA A., FENTE C. *Primera guía clínica basada en la evidencia médica para la suplementación con probióticos en la farmacia comunitaria española. Farmacéuticos Comunitarios.* 2017; 9(1):14-27.

FERNÁNDEZ-BAÑARES F., ESTEVE M., VIVER J.M. "Fructose-sorbitol malabsorption". *Curr. Gastroenterol Rep.* 2009; 11:368-74.

FERNÁNDEZ-BAÑARES F. "Reliability of symptom analysis during carbohydrate hydrogen-breath tests". *Curr. Opin. Clin. Nutr. Metab. Care.* 2012; 15:494-8.

GARCIA-ALOY M., COMAS M.T., BASULTO J., MANERA M., BALADIA E., IBARROLA N. *Los tests de sensibilidad alimentaria no son una herramienta útil para el diagnóstico o el tratamiento de la obesidad u otras enfermedades: Declaración de postura del Grupo de Revisión, Estudio y Posicionamiento de la Asociación Española de Dietistas-Nutricionistas (GREP-AEDN)* Grupo de Revisión, Estudio y Posicionamiento de la Asociación Española de Dietistas-Nutricionistas (GREP-AEDN), Barcelona.

GEIDL-FLUECK B., GERBER P. "Insights into the hexose liver metabolism-glucose versus fructose". *Nutrients.* 2017; 9(9).

GIBSON P., BARRETT J., MUIR J. "Functional bowel symptoms and diet". *Intern. Med. J.* 2013; 43(10):1067-74.

GIBSON P., NEWNHAM E., BARRETT J., SHEPHERD S., MUIR J. "Review article: fructose malabsorption and the bigger picture". *Aliment Pharmacol Ther.* 2007; 25(4):349-63.

GIJSBERS C., KNEEPKENS C., BÜLLER H. *Lactose and fructose malabsorption in children with recurrent abdominal pain: Results of double-blinded testing.* Acta pediátrica. 2012; 101(9):411-15.

GIL HERNÁNDEZ A., FONTANA GALLEGO L., SÁNCHEZ MEDINA F. *Metabolismo de los hidratos de carbono.* Tratado de nutrición. 3a ed. Panamericana; 2017.

GIULIA ENDERS. *La digestión es la cuestión.* 3a ed. Navarra: Editorial Urano, SAU; 2015.

GLINSMANN W., BOWMAN B. "The public health significance of dietary fructose". *Am J. Clin. Nutr.* 1993; 58 (Suppl. 5):820-23.

Grysman A., Carlson T., Wolever T. "Effects of sucromalt on postprandial responses in human subjects". *Eur. J. Clin. Nutr.* 2008; 62(12):1364-71.

H.-D. Belitz, Grosch W., Schieberle P. *Química de los alimentos.* Tercera edición. Zaragoza: Editorial Acribia, SA; 2011.

Halvorsen R., Eggesb M., Botten G. "Reactions to food". *Tidsskr. Nor. Laegeforen.* 1995; 115(30):3730-33.

Hammer H., Hammer J. "Diarrhea Caused by Carbohydrate Malabsorption". *Gastroenterol Clin. North Am.* 2012; 41(3):611-27.

Hammer V., Hammer K., Memaran N., Huber W., Hammer K., Hammer J. "Relationship Between Abdominal Symptoms and Fructose Ingestion in Children with Chronic Abdominal Pain". *Digest Dis. Sci.* 2018; 63(5):1270-79.

Harold McGee. *La cocina y los alimentos. Enciclopedia de la ciencia y la cultura de la comida.* Octava edición. Barcelona: Editorial Debate; 2014.

Herman M.A., Samuel V. "The sweet path to metabolic demise: fructose and lipid synthesis". *Trends Endocrinol Metab.* 2016; 15(5):719-30.

Holdsworth C., Dawson A. "Absorption of Fructose in Man". *Proc. Soc. Exp. Biol. Med.* 1965; 118(1):142-45.

Informe del Comité Científico de la Agencia Española de Seguridad Alimentaria y Nutrición (AESAN) sobre criterios para incentivar la disminución del contenido de determinados nutrientes en los alimentos transformados, cuya reducción es de interés para la salud pública. Número de referencia: AESAN-2011-008. Documento aprobado por el Comité Científico en su sesión plenaria de 21 de septiembre de 2011.

International Food Information Council Foundation (IFIC) [Internet]. EEUU: Food Insight. [Fecha última actualización: 29 de septiembre de 2009.] Disponible en www.foodinsight.org/questions-and-answers-about-fructose/

James M. Rippe. *Fructose, High Fructose Corn Syrup, Sucrose and Health.* Primera edición. Humana Press (Springer Science+Business Media New York). 2014.

Jamnik J., Rehman S., Blanco Mejía S., De Souza R., Khan T., Leiter L., Wolever T., Kendall C., Jenkins D., Sievenpiper J.

Fructose intake and risk of gout and hyperuricemia: A systematic review and meta-analysis of prospective cohort studies. BMJ Open. 2016; 6:013191.

JEANNETTE Hyde. *Pon a punto tu intestino.* Primera edición. Madrid: Maeva Ediciones. 2018.

JONES H., BUTLER R., BROOKS D. "Intestinal fructose transport and malabsorption in humans". *Am J. Physiol. Gastrointest Liver Physiol.* 2011; 300(2):G202-6.

JONES H., BUTLER R., MOORE D., BROOKS D. "Developmental changes and fructose absorption in children: Effect on malabsorption testing and dietary management". *Nutr. Rev.* 2013; 71(5):300-9.

JONES H.F., BUTLER R.N., BROOKS D.A. "Intestinal fructose transport and malabsorption in humans". *Am J. Physiol. Gastrointest Liver Physiol.* 2011; 300(2):G202-6.

JUNG K., CHO Y., PARK Y., YOON S., LEE J., KIM J., YANG D., YOON I., SEO S., LEE H., PARK S., KIM K., YE B., BYEON J., JUNG H., YANG S., KIM J., MYUNG S. "Prevalence of Fructose Malabsorption in Patients With Irritable Bowel Syndrome After Excluding Small Intestinal Bacterial Overgrowth". *J. Neurogastroenterol Motil.* 2018; 24(2):307-16.

Justin y Erica SONNENBURG. *El intestino feliz. Cómo controlar el peso, el estado de ánimo y la salud a largo plazo.* Primera edición. Barcelona: Penguin Random House Grupo Editorial, SAU (Aguilar); 2016.

KATO T., IIZUKA K., TAKAO K., HORIKAWA Y., KITAMURA T., TAKEDA J. "ChREBP-knockout mice show sucrose intolerance and fructose malabsorption". *Nutrients.* 2018; 10(3):1-15.

KAUR N., GUPTA A. "Applications of inulin and oligofructose in health and nutrition". *J. Biosci.* 2002; 27(7):703-14.

KELISHADI R., MANSOURIAN M., HEIDARI-BENI M. "Association of fructose consumption and components of metabolic syndrome in humen studies: a systematic review and meta-analysis". *Nutrition.* 2014; 30(5):503-10.

KELLER J., FRANKE A., STORR M., WIEDBRAUCK F., SCHIRRA J. "Clinically relevant breath tests in gastroenterological diagnostics recommendations of the German Society for neurogastroenterology and Motility as well as the German Society for Digestive and Metabolic Diseases". *Z Gastroenterol.* 2005; 43(9):1071-90.

KIM Y., CHOI C. "Role of fructose malabsorption in patients with irritable bowel syndrome". *J. Neurogastroenterol Motil.* 2018; 24(2):161-63.

KIM Y., PARK S., WOLF B., HERTZLER S. "Combination of erythritol and fructose increases gastrointestinal symptoms in healthy adults". *Nutr. Res.* 2011; 31(11):836-41.

KOMERICKI P., AKKILIC-MATERNA M., STRIMITZER T., WEYERMAIR K., HAMMER H., ABERER W. "Oral xylose isomerase decreases breath hydrogen excretion and improves gastrointestinal symptoms in fructose malabsorption – A double-blind, placebo-controlled study". *Aliment Pharmacol Ther.* 2012; 36(10):980-7.

KYAW M., MAYBERRY J. " Fructose malabsorption: true condition or a variance from normality". *J. Clin. Gastroenterol.* 2011; 45(1):16-21.

LACY B. "The Science, Evidence, and Practice of Dietary Interventions in Irritable Bowel Syndrome". *Clin. Gastroenterol Hepatol.* 2015:13(11):1899-906.

LATULIPPE M., SKOOG S. "Fructose Malabsorption and Intolerance: Effects of Fructose with and without Simultaneous Glucose Ingestion". *Crit. Rev. Food. Sci. Nutr.* 2011; 51(7):583-92.

LAUGHLIN M. "Normal Roles for Dietary Fructose in Carbohydrate Metabolism". *Nutrients.* 2014; 6(8):3117-29.

LAVINE, E. *Blood testing for sensitivity, allergy or intolerance to food.* CMAJ. 2012; 184(6):666-68.

LEDOCHOWSKI M., ÜBERALL F., PROPST T., FUCHS D. "Fructose malabsorption is associated with lower plasma folic acid concentrations in middle-aged subjects". *Clin Chem.* 1999; 45(11):2013-14.

LEDOCHOWSKI M., WIDNER B., MURR C., FUCHS D. "Decreased serum zinc in fructose malabsorbers". *Clin. Chem.* 2001; 47(4):745-47.

LEDOCHOWSKI M., WIDNER B., MURR C., SPERNER-UNTERWEGER B., FUCHS D. "Fructose Malabsorption is Associated with Decreased Plasma Tryptophan". *Scand. J. Gastroenterol.* 2001; 36(4):367-71.

LEDOCHOWSKI M., WIDNER B., SPERNER-UNTERWEGER B., PROPST T., VOGEL W., FUCHS D. "Carbohydrate Malabsorption Syndromes and Early Signs of Mental Depression in Females". *Dig. Dis. Sci.* 2000; 45(7):1255-59.

LEDOCHOWSKI M., WIDNER B., MURR C., FUCHS D. "Decreased Serum Zinc in Fructose Malabsorbers". *Clinical Chemistry.* 2001; 47(4):745-747.

LEGEZA B., MARCOLONGO P., GAMBERUCCI A., VARGA V., BÁNHEGYI G., BENEDETTI A., ODERMATT A. "Fructose, glucocorticoids and adipose tissue: Implications for the metabolic syndrome". *Nutrients.* 2017; 9(5):1-19.

LENE KNUDSEN. *La clave está en la digestión. Alimentos y recetas para sentirse bien todos los días.* Primera edición. Barcelona: Penguin Random House Grupo Editorial, SAU (Grijalbo); 2017.

LENE KNUDSEN. *Superfácil cocina con 4-6 ingredientes. Cocina energética.* Primera edición. Madrid: Ediciones Librero SL; 2016.

LETO D., SALTIEL A. "Regulation of glucose transport by insulin: Traffic control of GLUT4". *Nat. Rev. Mol. Cell. Biol.* 2012; 13(6):383-96.

LIS D., AHUJA K., STELLINGWERFF T., KITIC C., FELL J. "Food avoidance in athletes: FODMAPs foods on the list". *Appl. Physiol. Nutr. Metab.* 2016; 41(9):1002-4.

LITTLE T., GOPINATH A., PATEL E., MCGLONE A., LASSMAN D., D'AMATO M., MCLAUGHLIN J., THOMPSON D. "Gastric emptying of hexose sugars: Role of osmolality, molecular structure and the CCK1 receptor". *Neurogastroenterol Motil.* 2010; 22(11):1183-91.

LOMER M. "Review article: The aetiology, diagnosis, mechanisms and clinical evidence for food intolerance". *Aliment Pharmacol Ther.* 2015; 41(3):262-75.

MADSEN J., LINNET J., RUMESSEN J. "Effect of nonabsorbed amounts of a fructose-sorbitol mixture on small intestinal transit in healthy volunteers". *Dig. Dis. Sci.* 2006; 51(1):147-53.

MAYA G. "Pruebas de aliento basadas en hidrógeno". *Medicina y Laboratorio.* 2009(15):431-56.

MEARINA F., PEÑA E., BALBOAB A. "Importancia de la dieta en el Síndrome del Intestino Irritable". *Gastroenterol Hepatol.* 2014; 37(5):302-10.

MEHTA M., BEG M. "Fructose Intolerance: Cause or Cure of Chronic Functional Constipation". *Glob. Pediatr. Health.* 2018(5):1-5.

MEMON M., KUMAR A. "The Fructose mystery: How bad or good is it?". *Pak. J. Pharm. Sci.* 2013; 26 (6):1241-45.

MICHAEL I. Goran, STANLEY J. ULIJASZEK & Emily E. VENTURA. "High fructose corn syrup and diabetes prevalence: A global perspective". Global Public Health. 2013; 8(1):55-64.

MONTALTO M., GALLO A., OJETTI V., GASBARRINI A. "Fructose, trehalose and sorbitol malabsorption". *Eur. Rev. Med. Pharmacol Sci.* 2013; 17 Suppl. 2:26-9.

MONTONEN J., JÄ R., KNEKT P., HELIÖ M., REUNANEN A. "Consumption of sweetened beverages and intakes of fructose and glucose predict type 2 diabetes occurrence". *J. Nutr.* 2007; 137(6):1447-54.

MOORADIAN A., SMITH M., TOKUDA M. "The role of artificial and natural sweeteners in reducing the consumption of table sugar: A narrative review". *Clin. Nutr. Espen.* 2017; 18:1-8.

MUIR J., ROSE R., ROSELLA O., LIELS K., BARRETT J., SHEPHERD S., GIBSON P. "Measurement of short-chain carbohydrates in common Australian vegetables and fruits by high-performance liquid chromatography (HPLC)". *J. Agric. Food Chem.* 2009; 57(2):554-65.

MUIR J., SHEPHERD S., ROSELLA O., ROSE R., BARRETT J., GIBSON P. "Fructan and free fructose content of common Australian vegetables and fruit". *J. Agric. Food Chem.* 2007; 55(16):6619-27.

MURILLO A., Nutrición U, Hospital D. *Revisión intolerancia alimentaria.* 2009; 56(5):241-50.

MURRAY K., WILKINSON-SMITH V., HOAD C., COSTIGAN C., COX E., LAM C., MARCIANI L., GOWLAND P., SPILLER R. "Differential effects of FODMAPs (Fermentable Oligo-, Di-, Mono-Saccharides and Polyols) on small and large intestinal contents in healthy subjects shown by MRI". *Am J. Gastroenterol.* 2014; 109(1):110-19.

OZAKI R., SPERIDIÃO P., SOARES A., MORAIS M. "Intestinal fructose malabsorption is associated with increased lactulose fermentation in the intestinal lumen". *J. Pediatr. (Rio J.).* 2018; 94(6):609-15.

PEREIRA R., BOTEZELLI J., DA CRUZ RODRIGUES K., MEKARY R., CINTRA D., PAULI J., DA SILVA A., ROPELLE E., DE MOURA L. "Fructose consumption in the development of obesity and the effects of different protocols of physical exercise on the hepatic metabolism". *Nutrients.* 2017; 9(4):1-21.

PUTKONEN L., YAO C., GIBSON P. "Fructose malabsorption syndrome". *Curr. Opin. Clin. Nutr. Metab. Care.* 2013; 16(4):473-77.

RAITHEL M., WEIDENHILLER M., HAGEL A., HETTERICH U., NEURATH M., KONTUREK P. "The Malabsorption of Commonly Occurring Mono and Disaccharides: levels of investigation and differential diagnoses". *Dtsch. Arztebl. Int.* 2013; 110(46):775-82.

RANA S. "Breath tests and irritable bowel syndrome". *World J. Gastroenterol.* 2014; 20(24):7587-601.

RAO S., ATTALURI A., ANDERSON L., STUMBO P. "Ability of the normal human small intestine to absorb fructose: evaluation by breath testing". *Clin Gastroenterol Hepatol.* 2007; 5(8):959-63.

RAO, S., ATTALURI, ANDERSON, L. & STUMBO, P. "Fructose: Evaluation by Breath Testing". *Clin. Gastroenterol.* 2008; 5:959-963.

RAO S.S.C., REHMAN A., YU S., ANDINO N.M. "Brain fogginess, gas and bloating: a link between SIBO, probiotics and metabolic acidosis". *Clin Transl Gastroenterol.* 2018 19; 9(6):162.

RAVICH W., BAYLESS T., THOMAS M. "Fructose: Incomplete Intestinal Absorption in Humans". *Gastroenterology.* 1983; 84(1):26-29.

REZAIE A., BURESI M., LEMBO A., LIN H. McCALLUM R., RAO S., SCHMULSON M., VALDOVINOS M., ZAKKO S., PIMENTEL M. "Hydrogen and Methane-Based Breath Testing in Gastrointestinal Disorders: The North American Consensus". *Am J. Gastroenterol.* 2017; 112(5):775-84.

RIZKALLA S. "Health implications of fructose consumption: A review of recent data". *Nutr. Metb. (Lond.).* 2010; 7(82):1-17.

ROMAGNUOLO J., SCHILLER D. & BAILEY R.J. "Using breath tests wisely in a gastroenterology practice: An evidence-based review of indications and pitfalls in interpretation". *Am. J. Gastroenterol.* 2002; 97:1113-26.

ROSSET R., SUROWSKA A., TAPPY L. "Pathogenesis of Cardiovascular and Metabolic Diseases: Are Fructose-Containing Sugars More Involved Than Other Dietary Calories?". *Curr. Hypertens Rep.* 2016; 18(6):1-8.

RUIZ E., ÁVILA J.M., CASTILLO A., VALERO T., DEL POZO S., RODRÍGUEZ P., ARANCETA-BARTRINA J., GIL A., GONZÁLEZ-GROSS M., ORTEGA R.M., SERRA-MAJEM L., VARELA-MOREIRAS G. "The ANIBES Study on Energy Balance in Spain: Design, Protocol and Methodology". *Nutrients.* 2015; 7:970-98.

RUIZ E., RODRÍGUEZ P., VALERO T., ÁVILA J., ARANCETA-BARTRINA J., GIL Á., GONZÁLEZ-GROSS M., ORTEGA R., SERRA-MAJEM L., VARELA-MOREIRAS G. "Dietary intake of individual (Free and intrinsic) sugars and food sources in the Spanish population: Findings from the ANIBES study". *Nutrients.* 2017; 9(3).

Rumessen J., Gudmand-Hoyer E. "Absorption capacity of fructose in healthy adults. Comparison with sucrose and its constituent monosaccharides". *Gut.* 1986; 27(10):1161-68.

Skoog S.M., A.E. Bharucha A.E., Zinsmeister A.R. "Comparison of breath testing with fructose and high fructose corn syrups in health and IBS". *Neurogastroenterol Motil.* 2008; 20(5):505-11.

Sechmann M. *Food Intolerances. Guide & cook book.* Primera edición. Austria; 2013.

Siddiqui I., Ahmed S., Abid S. "Update on diagnostic value of breath test in gastrointestinal and liver diseases". *World J. Gastrointest Pathophysiol.* 2016; 7(3):256-65.

Simrén M., Stotzer P. "Use and abuse of hydrogen breath tests". *Gut.* 2006; 55(3):297-303.

Skoog S., Bharucha A. "Dietary fructose and gastrointestinal symptoms: A review". *Am J. Gastroenterol.* 2004; 99(10):2046-50.

Stapel S.O., Asero R., Ballmer-Weber B.L., Know E.F., Strobel S., *et al.* "Testing for IgG4 against foods in not recommended as a diagnostic tool: EAACI Task Force Report". *Allergy.* 2008; 63:793-796.

Steenson S., Umpleby A., Lovegrove J., Jackson K., Fielding B. "Role of the enterocyte in fructose-induced hypertriglyceridaemia". *Nutrients.* 2017; 9(4):1-15.

Tappy L. "Fructose-containing caloric sweeteners as a cause of obesity and metabolic disorders". *J. Exp. Biol.* 2018; 221.

Ter Horst K., Serlie M. "Fructose consumption, lipogenesis, and non-alcoholic fatty liver disease". *Nutrients.* 2017; 9(9):1-20.

Teuri U., Vapaatalo H., Korpela R. "Fructooligosaccharides and lactulose cause more symptoms in lactose maldigesters and subjects with pseudohypolactasia than in control lactose digesters". *Am J. Clin. Nutr.* 1999; 69(5):973-79.

USDA Food Composition Databases. United States Department of Agriculture Agricultural Research Service.

Vázquez Gomisa R., Izquierdo Fosb I., Vázquez Gomis C., Pastor Rosado J. "Restricted diet in fruits causes scurvy in a child of 7 years old". *Endocrinología, Diabetes y Nutrición*, volumen 64, Issue 2, 2017; páginas 119-120.

Vos M., Kimmons J., Gillespie C., Welsh J., Blanck H. "Dietary fructose consumption among US children and adults: the Third

National Health and Nutrition Examination Survey". *Medscape J. Med.* 2008; 10(7):160.

WALESKA C., WANDERSON G., SILVA M. "Health Implications of High-Fructose Intake and Current Research". *Adv. Nutr.* 2015; 6(6):729-37.

WILDER-SMITH C., LI X., HO S., LEONG S., WONG R., KOAY E., FE-RRARIS R. "Fructose transporters GLUT5 and GLUT2 expression in adult patients with fructose intolerance". *United European Gastroenterol J.* 2014; 2(1):14-21.

WILDER-SMITH C., OLESEN S., MATERNA A., DREWES A. "Predictors of response to a low-FODMAPs diet in patients with functional gastrointestinal disorders and lactose or fructose intolerance". *Aliment Pharmacol Ther.* 2017; 45(8):1094-1106.

WILDER-SMITH C., OLESEN S., MATERNA A., DREWES A. "Repeatability and effect of blinding of fructose breath tests in patients with functional gastrointestinal disorders". *Neurogastroenterol Motil.* 2019; 31(2).

YAO C., TAN H., VAN LANGENBERG D., BARRETT J., ROSE R., LIELS K., GIBSON P., MUIR J. "Dietary sorbitol and mannitol: Food content and distinct absorption patterns between healthy individuals and patients with irritable bowel syndrome". *J. Hum. Nutr. Diet.* 2014; 27(Suppl 2):263-75.

YAO C., TUCK C., BARRETT J., CANALE K., PHILPOTT H., GIBSON P. "Poor reproducibility of breath hydrogen testing: Implications for its application in functional bowel disorders". *United European Gastroenterol J.* 2017; 5(2):284-92.

ZHANG D., JIAO R., KONG L. "High dietary fructose: Direct or indirect dangerous factors disturbing tissue and organ functions". *Nutrients.* 2017; 9(4):335.

ZUGASTI MURILLO A., ESTREMERA ARÉVALO F., PETRINA JÁUREGUI E. "Dieta pobre en FODMAPs (fermentable oligosaccharides, disaccharides, monosaccharides and polyols) en el Síndrome de Intestino Irritable: Indicación y forma de elaboración". *Endocronología y Nutrición.* 2016; 63(3):132-38.